LA INFORMACIÓN ES LA MEJOR MEDICINA

Guía Para Navegar Por Sus Servicios de Salud

DE GLENN ELLIS

La Información Es La Mejor Medicina

All rights reserved. No part of this book may be used or reproduced in any manner without written permission except in the case of brief quotations embodied in critical articles and reviews. The author and publisher disclaim all liability in connection with the specific personal use of any and all information provided in this book.

Copyright 2012, 2018, Glenn Ellis

www.glennellis.com

Traducción al español por Georgina Gómez Tabío

ISBN: 978-1-7263-4698-6

LA JOYA EN LAS ROPAS

Habías una vez un hombre que tenía un amigo adinerado. Un día, el hombre visitó a su amigo, el cual lo agasajó hasta que, harto de vino, se quedó dormido. El amigo rico tuvo que viajar por sus negocios. Antes de partir, como regalo de despedida, cosió a las ropas del hombre dormido una joya de gran valor. Sin saberlo, el hombre despertó y se fue a su casa. Llegaron tiempos difíciles, y el hombre iba por el mundo sumido en la pobreza. Años después, volvieron a encontrarse. El hombre rico, sorprendido ante el estado de su amigo, le contó del regalo que le había dejado, y que había llevado encima todo ese tiempo.

-El Sutra del Loto-

*Este libro está dedicado amorosamente
a mis hermanos que se han apartado:*

*Randolph Ellis, Jr.
Irma Ellis Patterson
Edwin Dotson Ellis, Sr.
Cornell Ellis
Elmer Douglass Ellis, Sr.*

TABLA DE CONTENIDO

Agradecimientos . . . . *vii*
Prefacio. . . . .*xi*

¿Está Usted Enfermo o sólo Envejece? 1
¿Es Imposible Ser Saludable en Norteamérica?. 6
Hambre. 12
No Existe "Alternativa" a la Medicina 18
El Estrés y su Salud. 24
Enfermedad Mental. 29
Cáncer 101. 34
Una Mirada al Cáncer Hepático. 41
Una Mirada el Cáncer de Próstata 47
Enterarse de que Tiene Cáncer de Próstata 53
Sobre los Monitoreos de Cáncer de Próstata. 67
El Cáncer de Mama y el Medioambiente 72
Los Hombres Pueden Apoyar a la Mujer con Cáncer de Mama. 78
Comprender la Quimioterapia 83
Los Peligros de la Hipertensión 88
La Enfermedad Renal Conduce a la Diálisis 92
El Colesterol es Importante. 97
Fallo Cardíaco. 102
Estrés, Infartos y Accidentes Cerebrovasculares 107
Paro Cardíaco Repentino. 112
Neuropatía Diabética 116
La Obesidad como Entrada a la Enfermedad. 121
Riesgos para la Salud de la Grasa Abdominal 126
Enfermedad de la Encía y su Salud. 130
Tenga Cuidado con La Medicina Natural 136
Cómo Afectan Los Medicamentos el Sistema Digestivo 142
Información sobre el Reflujo Ácido. 148
Heces Fecales: ¿Flotan o se Hunden? 152
La Verdad sobre los Carbohidratos 157
Dificultad para Perder Peso 164
Menopausia 169
Las Mujeres y el Calcio 175

"Temporada" de Antibióticos 180
El Sistema Inmunológico 186
¿Vacunar o No?.. 191
Gripe Porcina, Epidemias, Virus y Otras Cosas 197
Las Cucarachas, el Asma y los Niños 201
El Regreso a la Escuela de un Niño con THDA 206
La Comida Chatarra y la Salud................................. 211
Comidas Malas Que Comen Nuestros Hijos 218
Las Escuelas Seguras como Epidemia de Salud Pública 224
Melón 101 230
Consejos de Salud para el Verano............................... 236
Mantener la Cabeza Fría en Temporadas Calientes 241
El Ayuno.. 247
Ayuda para Dejar de Fumar..................................... 254
Los Ronquidos 261
Acerca de la Pérdida del Cabello................................. 267
Para Comprender la Ciática..................................... 273
¿Quién es Quién en un Hospital Docente?....................... 278
Glosario de Términos de la Reforma en Salud.................... 284
Buena Atención de Salud: Derecho o Privilegio.................. 292
Un Manual para Medicaid 297
La "Equidad" en la Reforma en Salud 303
Ensayos Clínicos... 310
La Edad Solamente es un Número 315
Cuidar a un Ser Amado.. 320
Planificar el "Último Adiós" 325

AGRADECIMIENTOS

Con la mayor gratitud y respeto, debo agradecer a todos aquellos que han tocado mi vida y sido una fuente de apoyo, compromiso y esperanza, y así han hecho posible el trabajo detrás de este libro.

Nadie camina solo, y cuando se anda por el camino de la vida, no se sabe por dónde comenzar a agradecer a aquellos que te acompañaron, caminaron a tu lado, y te ayudaron en el viaje.

Mucho de lo que he aprendido en el transcurso de los años ha sido el resultado de la educación que recibí de dos padres increíbles, Hattie Bernice y Randolph Ellis, Sr.

Un poco de cada uno se encuentra entretejido en estas páginas.

También debo agradecer a Hilary Beard, con quien he tenido el placer de trabajar, y cuyas palabras, talento y amistad a lo largo de los años me han enseñado mucho sobre mi ser y los misteriosos caminos de la vida.

Mis agradecimientos a un hombre maravilloso que me transformó completamente –el Dr. Edward S. Cooper, quien me enseñó una mayor humildad, y a valorar las vidas, pensamientos y expresiones de otros, y

La Información Es La Mejor Medicina

a defender, cuidar y comprender sus necesidades. Es exclusivamente él quien me convirtió en un escritor de salud más responsable.

La más profunda apreciación para mi mentor en la vida, Dr. Daisaku Ikeda, y la Soka Gakkai International, una increíble organización a la cual he dedicado gran parte de mi vida. Es a través de sus enseñanzas, aliento y apoyo que he mejorado y crecido. A través de este libro y mi trabajo, y a lo largo de mis viajes, continuaré esparciendo su mensaje de apoyo a otros que deseen desarrollarse como seres humanos.

Tengo una tremenda deuda de gratitud con mis hijos Jasmine y Glenn Ellis, Jr., mis adorados hijos, que me inspiraron a manifestar mi potencial.

Sin ningún orden en particular, mi sincero agradecimiento para: Dr. Lucille W. Ijoy; Bill y Barbara Wilson; Dan Hilferty; Patrick Brown; Barbara Cromartie; Maria de los Angeles Reyes Figueroa; Kirk Dorn; Nadine Bonner; Cheryl Dickerson; Michael Rashid; Fatima y Kenny Gamble; Marie K. y Robert W. Bogle; Dra. Arlene Ackerman; Mercer Redcross, Jillian M. Oliver; George Curry; Dr. Mark G. Kuczewski; Linda Vitali; Sra. Lottie Palmer; Abdur Rahim Islam; Dr. Kayhan P. Parsi; Susan L. Taylor; Lee Bailey; Dr. Arnold Eiser; Terri Williams; Lisa Hoggs; Patty Jackson; Dominique DiPrima; Sonia Sanchez; Dr. David Nash; Sonny Hill; Milton Perry; Susan Casselle; Barbara Grant; Rubin Benson; Bill Lucy; Anita Patterson; Lillian y Dick Gregory; Sharon Silver; Cody Anderson; Janet S. Lynch; Sra. Verdell Odom; Stevie Wonder; Leon y Carol Ware; Padre Peter Clark; Clarence Edwards; Deborah Bolling; Dr. J. Bruce Smith; Lila Williams; Padre y Sra. Thomas Logan; Charlene Horne; Dr. Walter y Beverly Lomax; Deni Hagains-Goss; Jerry Mondesire; e incontables otros a quienes no se me permite

Agradecimientos

nombrar individualmente por problemas de espacio, pero cuya contribución ha sido no menos valiosa.

Estaré eternamente agradecido a la Dra. Hattie Bryant Witt-Greene, mi maestra de la biblioteca de la Escuela Primaria Brunetta C. Hill, quien me enseñó a utilizar la biblioteca –el momento más liberador de mi vida. También, a mi profesor de inglés en el Preuniversitario A. H. Parker en Birmingham, el Sr. Theodore Roosevelt Hawkins, quien contribuyó al comienzo de mi relación amorosa con las palabras y la escritura.

Desgraciadamente, ambos fallecieron, así que mis agradecimientos a sus familiares, y a todos aquellos que los amaron tanto como yo.

Muchos de ustedes me han exhortado con insistencia a escribir otro libro –a compartir mis pensamientos, junto a un enfoque informado y positivo de la miríada de temas sobre la salud que la vida nos echa encima.

Quizás este libro y sus páginas sean vistos como un "agradecimiento" a los cientos de miles de ustedes que han contribuido a que mi viaje por la vida sea lo que hoy es.

Así que por fin, aquí está.

Glenn Ellis
Enero, 2012

PREFACIO

Hace muchos años, cuando era estudiante de pre-medicina, tuve una experiencia que, al mirar atrás, ¡cambió mi vida para siempre!

No podía imaginar que, más que cualquier otro curso en el que hubiera matriculado, o cualquier otra experiencia educativa que hubiera tenido hasta ese momento, este encuentro generalmente normal tendría como consecuencia que mi vida fuera impulsada al camino por el cual continuaría hasta el día de hoy.

Un médico afro-norteamericano que se encontraba haciendo la residencia en el hospital Philadelphia General, pasó por mi apartamento como a menudo hacía en aquellos años en que yo estudiaba el pre-grado. Él hacía las veces de mentor, mientras yo intentaba desesperadamente encontrar mi camino por el difícil laberinto del programa de estudios necesario para prepararme para mi sueño de toda una vida: ¡estudiar Medicina!

Mi amigo me contó que ese día tendría que desconectar del apoyo vital a un paciente suyo (un hombre afro-norteamericano de 35 años). Sus palabras y la mirada en lo profundo de sus ojos demostraban un sentimiento de miedo que me dejó paralizado.

La Información Es La Mejor Medicina

Yo había soñado con convertirme en doctor, y cuidar de las preciadas vidas que habían sido parte de mis cálidos recuerdos de infancia, y que me protegieron de ser marcado por los horrores del movimiento de derechos civiles de los años 60. Sentía que era mi obligación hacerme médico. Tuve los mejores maestros, predicadores, líderes, familia, de todo. Todos contribuyeron a prepararme para el camino.

Pero ahí estaba yo, en Filadelfia, tomando cursos preparatorios de verano, sentado en el sofá de mi apartamento con la boca abierta, incapaz de moverme después de lo que había escuchado: se dejaba morir a un hombre cuando mi amigo le retirara el apoyo vital porque sus "superiores" habían determinado que era inútil continuar brindándole atención.

A raíz de ese día, surgieron dos preguntas que desencadenarían una sucesión de acontecimientos a raíz de la cual yo no jugaría ya un papel activo en la dirección que tomaría mi vida: 1) ¿tendría yo la madurez suficiente para lidiar con el hecho de tener semejante control sobre la vida de otro ser humano?; y 2) ¿qué pudo haber pasado en tan sólo 35 años para que un hombre terminara en un estado de salud tan deplorable?

Y resultó que la primera pregunta fue insignificante en comparación con la visión y sentido de propósito y claridad que gané de la segunda.

En los años siguientes, a medida que consideraba estas preguntas, intentando "encontrarme a mí mismo", llegué a comprender el concepto de "Determinantes Sociales de Salud".

Los determinantes sociales de salud son las condiciones en que las personas nacen, crecen y son educadas, viven, trabajan y envejecen, incluyendo su sistema de salud. Estas circunstancias son moldeadas por la distribución del dinero, el poder y los recursos a nivel global, nacional y local, las cuales a su vez son influenciadas por la adopción de políticas.

Prefacio

Estos determinantes sociales de salud son los principales responsables de las inequidades en salud—las diferencias injustas y evitables en la situación de salud dentro y entre las personas, e incluso entre países.

Llegué a comprender por qué un hombre de 35 años podría tener un destino semejante. Pude ver con claridad cómo tantos doctores enfrentan el mismo escenario que mi amigo enfrentó.

A partir de todo esto, llegué a comprender que la salud es muy parecida a mi experiencia personal con el crédito: cuando vine a darme cuenta de lo que era, lo que hacía falta para protegerla y cuidarla, y lo valiosa que era por su impacto sobre la calidad de mi vida… ¡la había destruido! No tenía conciencia. Verá usted, como en el caso del crédito, muchos de nosotros nos vemos forzados a tomar decisiones como consumidores sin comprender el verdadero "costo" de las decisiones que tomamos.

Así que la mía ha sido una vida de dedicación a perfeccionar la información disponible a las personas para que sean capaces de tomar "decisiones informadas" sobre asuntos de salud. Estoy convencido que la falta de información apropiada fue la causa de que ese hombre de 35 años tomara decisiones sobre estilos de vida, dieta y/o comportamientos, que lo hicieron terminar en aquella cama del hospital Philadelphia General.

Estaba claro que, para concentrar la atención en los determinantes sociales de salud, es importante comprender cómo esos determinantes sociales de salud influencian la salud y causan enfermedades. Para millones de personas en Norteamérica, estos comportamientos peligrosos para la salud son una respuesta a la escasez material y el estrés. El medio social determina si un individuo comienza a fumar, consume alcohol, tiene una mala dieta y bajos niveles de actividad física. El tabaco y el consumo

La Información Es La Mejor Medicina

excesivo de alcohol, y las dietas abundantes en carbohidratos, también son formas de lidiar con circunstancias difíciles.

Mi intención con este libro es brindar algo de claridad y comprensión sobre muchas áreas y temas que la mayoría de nosotros encontramos en nuestras vidas, ya sea directa o indirectamente. Entre los beneficios de este conocimiento se incluyen una mejor comunicación con sus doctores, mayor adherencia al tratamiento, mayor capacidad para cuidarse a sí mismo, la mejora de su estado de salud y un mejor estilo de vida y opciones de dieta para usted y su familia.

En los 15 años que he estado escribiendo una columna semanal con este objetivo, he cubierto una gama de temas críticos, que han marcado la diferencia para muchos. Al repasar este conjunto de artículos, le traigo la "receta" más efectiva que recibirá jamás. Como espero que descubra, a pesar de que los Estados Unidos tienen el sistema de salud más costoso del mundo, **"La Información es la Mejor Medicina"**.

¡Viva la mejor Vida posible!

Paz,

Glenn Ellis Sr.

¿ESTÁ USTED ENFERMO O SÓLO ENVEJECE?

Las compañías farmacéuticas en los Estados Unidos invierten anualmente una enorme, enorme cantidad de dinero en propaganda comercial. Muchas compañías de medicamentos han descubierto que pueden aumentar sus ingresos de manera fácil y rápida apelando directamente al consumidor a través de comerciales televisados. En vez de depender solamente de que los médicos recomienden un medicamento en vez de otro, estas compañías le hablan directamente al consumidor final a través de comerciales de medicamentos televisados.

Como todos sabemos, la mayoría de las personas ven un comercial en TV y se convencen rápidamente de que necesitan la medicina anunciada para su "padecimiento".

Desafortunadamente, esto es, en muchos casos, el resultado de que no comprendamos lo que le ocurre al cuerpo cuando envejece.

Las señales normales de envejecimiento son generalmente las mismas para todos, aunque no se desarrollan necesariamente a una edad

La Información Es La Mejor Medicina

específica. Usted podrá notar, y deberá ajustarse a, muchos cambios graduales a medida que envejece. Algunos cambios específicos son bastante predecibles. La mayoría de las personas comienzan a necesitar gafas para leer entre las edades de 40 y 50, y muchos pierden algo de audición más adelante en la vida.

A medida que las personas envejecen, los huesos tienden a volverse menos densos. Con ello, los huesos se vuelven más débiles y se rompen con más facilidad. En las mujeres, la pérdida de densidad ósea se acelera después de la menopausia.

Los huesos pierden densidad debido en parte a la disminución de la cantidad de calcio que contienen. Parte de la razón es que se absorbe menos calcio en el sistema digestivo, y que los niveles de vitamina D (que ayuda al cuerpo a utilizar el calcio) disminuyen ligeramente. El calcio es el mineral principal para fortalecer los huesos. Algunos huesos se debilitan más que otros. Los más afectados son los del final del muslo (fémur) en la cadera, las terminaciones de los huesos del brazo en la muñeca, y los huesos de la columna.

Los ligamentos, que unen las articulaciones, tienden a volverse menos elásticos cuando las personas envejecen, y así las articulaciones se sienten endurecidas o agarrotadas. Este cambio es el resultado de cambios químicos en las proteínas que conforman los ligamentos. En consecuencia, muchas personas se vuelven menos flexibles cuando envejecen. Los ligamentos también tienden a desgarrarse con más facilidad, y cuando se desgarran, se demoran más en sanar.

El envejecimiento afecta el sistema digestivo de varias formas. La comida se vacía del estómago con más lentitud, y el estómago ya no puede contener la misma cantidad de comida porque se vuelve menos elástico.

¿Está Usted Enfermo O Sólo Envejece?

Pero en la mayoría de las personas estos cambios son demasiado leves para ser notados.

Ciertos cambios en el sistema digestivo causan problemas a algunas personas. El sistema digestivo produce menos lactasa, una enzima que el cuerpo necesita para digerir la leche. Como resultado, las personas mayores desarrollan intolerancia a los productos lácteos. En algunas personas, esta ralentización puede contribuir al estreñimiento.

El hígado también cambia. Tiende a hacerse más pequeño, y recibe menos irrigación sanguínea. Como resultado, el hígado puede ser ligeramente menos capaz de ayudar al cuerpo a eliminar los medicamentos y otras sustancias. Y los efectos de los medicamentos duran más.

A medida que las personas envejecen, los riñones tienden a hacerse más pequeños, y por ellos fluye menos sangre. Alrededor de los 30 años, los riñones se vuelven menos eficientes en el filtrado de la sangre, y con el paso de los años, su eficiencia disminuye también en la eliminación de los productos de desecho de la sangre. Igualmente, pueden excretar demasiada agua, lo cual facilita la deshidratación.

El tracto urinario sufre varios cambios que pueden dificultar el control de la orina. Disminuye la cantidad máxima de orina que puede contener la vejiga. Cuando envejecemos, es posible que disminuya la capacidad de retardar la micción después de la primera sensación de deseo de orinar. Los músculos de la vejiga se debilitan. Como resultado, queda más orina en la vejiga cuando se termina de orinar. Estos cambios son una de las razones de que la incontinencia urinaria (pérdida incontrolable de orina) se vuelva más común cuando las personas envejecen.

Cuando las mujeres envejecen, la uretra (que es el conducto de salida del cuerpo de la orina) se acorta y sus paredes se vuelven más finas. El músculo que controla el paso de la orina por la uretra (esfínter urinario) es menos capaz de cerrarse de forma ajustada y prevenir el escape. Esto cambios pueden ser el resultado de la disminución del nivel de estrógeno que ocurre con la menopausia.

Cuando los hombres envejecen, la glándula prostática tiende a aumentar de tamaño. En muchos hombres, aumenta lo suficiente para bloquear parcialmente el paso de la orina.

Al envejecer, el corazón y los vasos sanguíneos cambian de muchas maneras. Las paredes del corazón se vuelven más rígidas, y el corazón demora más en llenarse de sangre.

En los hombres mayores, debido al descenso de los niveles de testosterona, se reduce el interés por la intimidad y disminuye el impulso por cualquier forma de actividad sexual. De manera similar, en las mujeres mayores de edad, por la disminución de los niveles de estrógeno, existe un cambio fenomenal en su comportamiento, necesidades, y deseos de intimidad después de la menopausia.

Las paredes de las arterias se vuelven más gruesas y menos elásticas. Las arterias son menos capaces de adaptarse a cambios en la cantidad de sangre que bombea por ellas. Es por esto que la presión sanguínea es mayor en las personas adultas que en los más jóvenes.

A pesar de estos cambios, un corazón de adulto mayor normal funciona bien. En reposo, son pequeñas las diferencias entre los corazones jóvenes y viejos. Las diferencias se vuelven más aparentes sólo cuando se requiere más trabajo del corazón, como ocurre cuando hacemos ejercicios vigorosamente o nos enfermamos. Un corazón de adulto mayor no puede aumentar la rapidez de sus latidos tanto o tan rápido como un corazón

¿Está Usted Enfermo O Sólo Envejece?

más joven. El ejercicio regular puede reducir los efectos del envejecimiento en el corazón y los vasos sanguíneos.

Los músculos de la respiración, tales como el diafragma, tienden a debilitarse. También se absorbe menos oxígeno del aire que se respira. En las personas que no fuman ni tienen problemas pulmonares, los músculos de la respiración y los pulmones continúan funcionando lo suficientemente bien para satisfacer las necesidades del cuerpo durante las actividades diarias comunes. Pero estos cambios pueden dificultar los ejercicios intensos (por ejemplo, correr o montar en bicicleta con intensidad). Los pulmones son menos capaces de luchar contra las infecciones, en parte porque las células que eliminan los deshechos de las vías respiratorias son menos capaces de hacer su trabajo. La tos, que ayuda a limpiar los pulmones, tiende a ser más débil.

La mayoría de los órganos vitales se vuelven menos eficientes al envejecer. El metabolismo se ralentiza gradualmente, lo cual significa que el cuerpo necesita extraer menos energía de la comida que antes. Los riñones también pierden capacidad para mantener el cuerpo hidratado. Por ello, el ejercicio, beber agua y una dieta balanceada, se vuelven cada vez más importante con el paso del tiempo. Un cuerpo activo que recibe suficiente oxígeno, agua y nutrientes tiene más probabilidades de funcionar con eficiencia durante más tiempo.

Como decía mi abuelo, John Roberts, "esto sólo ocurre si vives el tiempo suficiente".

¿ES IMPOSIBLE SER SALUDABLE EN NORTEAMÉRICA?

Cultura en Salud—la habilidad de leer, comprender, y actuar a partir de, la información sobre salud.

Las investigaciones muestran que la mayoría de los consumidores necesitan ayuda para comprender la información sobre atención de salud; independientemente de su nivel de habilidad para leer, los pacientes prefieren la información médica que es fácil de leer y comprender. Pero para las personas que no tienen habilidades avanzadas de lectura, la información de salud fácil de leer es esencial.

La salud de 90 millones de personas en los EEUU podría estar en riesgo debido a la dificultad que experimentan algunos pacientes para comprender, y actuar a partir de, la información sobre salud.

Uno de cada 5 adultos norteamericanos lee al nivel de 5to grado o

¿Es Imposible Ser Saludable En Norteamérica?

por debajo, y el norteamericano promedio lee al nivel de 8vo o 9no grado, pero la mayoría de los materiales sobre salud están escritos por encima del nivel de 10mo grado.

Una cultura limitada sobre la salud aumenta la disparidad en el acceso a la atención de salud en las poblaciones excepcionalmente vulnerables (tales como las minorías raciales/étnicas y los ancianos).

Según el Centro de Estrategias para la Atención en Salud, se estima que un número desproporcionado de grupos minoritarios e inmigrantes tiene problemas de analfabetismo:

- 50% de los hispanos
- 40% de los negros
- 33% de los asiáticos

De hecho, más del 66% de los adultos en EEUU de 60 años de edad o más tienen habilidades de lectura inadecuadas o marginales; ¡y el 50% de las personas que viven de la Seguridad Social lee por debajo del nivel de lectura de 5to grado!

Así que imagine lo que esto significa en las principales ciudades urbanas de este país donde las poblaciones son mayormente personas negras o de otras minorías.

No importa que todas esas ciudades tengan centros médicos y hospitales de fama mundial, y lo último en productos farmacéuticos y tratamientos. Eso no significa nada para las personas que están desproporcionadamente más enfermas, más pobres y sin educación. ¿Cómo es posible para ellos beneficiarse de esto?

Y no son solamente esas pobres almas las que sufren. La baja cultura en salud significa una carga de costo enorme para el sistema de atención

La Información Es La Mejor Medicina

de salud norteamericano—los costos anuales de salud de los individuos con poca capacidad de lectura son *4 veces mayores* que los de las personas con habilidades de lectura superiores.

Incluso los problemas de adherencia y los errores médicos podrían estar basados en una mala capacidad de comprensión de la información sobre salud. Sólo el 50% de todos los pacientes toman sus medicamentos como les fue orientado.

Los pacientes con poca cultura de salud y enfermedades crónicas tales como la diabetes, el asma o la hipertensión tienen menos comprensión de sus enfermedades y su tratamiento, y menos habilidades de auto-manejar su condición, que los pacientes no analfabetos. Los pacientes con pocas habilidades de lectura tienen un 50% más de riesgo de ser hospitalizados, en comparación con los pacientes con habilidades de lectura adecuadas.

La investigación sugiere que las personas con poca habilidad de lectura:

- Cometen más errores con sus medicamentos o tratamientos
- Son menos capaces de adherirse a los tratamientos
- Carecen de las habilidades necesarias para negociar con éxito el sistema de atención de salud
- Tienen mayor riesgo de hospitalización que las personas con habilidades adecuadas

No olvidemos que, como parte de la nueva reforma nacional en salud, los sistemas de salud, planes de salud, servicios y decisores intentan dilucidar qué puede hacerse para contener los costos de atención en salud. Para ellos, es importante comprender que los gastos en atención de salud no están distribuidos de manera uniforme para todas las poblaciones—o

¿Es Imposible Ser Saludable En Norteamérica?

por enfermedades. De hecho, sólo el cinco por ciento de la población de EEUU—aquellos con los padecimientos médicos más complejos y costosos—representan casi la mitad (el 49 por ciento) del total de gastos en atención de salud de los EEUU, y el 20 por ciento de la población representa el 80 por ciento de los gastos totales.

En medicina, una enfermedad crónica es un padecimiento de larga duración o recurrente. Los padecimientos crónicos más comunes son la hipertensión, la diabetes, la artritis, la hipercolesterolemia y las enfermedades respiratorias como el asma y el enfisema. Estos son los mismos padecimientos que comúnmente escuchamos mencionar cuando se habla de "disparidades en salud", en referencia a las minorías y personas de color.

Según un informe del Instituto de Medicina (2004), la baja cultura en salud afecta de manera negativa los resultados de un tratamiento y la seguridad de un procedimiento en salud. El informe señala que estos pacientes tienen mayor riesgo de hospitalización y más largas estadías hospitalarias, y es menos probable que se adhieran al tratamiento, tienen más posibilidades de cometer errores con los medicamentos y están más enfermos cuando recurren a la atención médica.

Las personas con una pobre cultura en salud tienen más probabilidades de tener una enfermedad crónica y menos probabilidades de buscar los servicios que necesitan. Los individuos con una cultura funcional inadecuada en salud a menudo encuentran difíciles las tareas básicas de manejar una enfermedad crónica, tales como leer y comprender las instrucciones en los frascos de medicinas, los turnos médicos, las instrucciones para el auto-manejo de la enfermedad y los materiales educativos. La cultura funcional adecuada en salud puede ser una barrera para controlar

La Información Es La Mejor Medicina

la enfermedad y puede llevar subsecuentemente a malos resultados en salud y aumento de los costos de la atención.

Las enfermedades crónicas son la principal causa de muerte y discapacidad en los EEUU, y el tratamiento de los pacientes con enfermedades crónicas comórbidas cuesta hasta siete veces más que el tratamiento de pacientes con una sola enfermedad crónica. Los factores de riesgo de salud modificables, tales como el tabaquismo y el sobrepeso/obesidad, son responsables de muchas de las enfermedades, utilización de recursos en salud y los costos subsecuentes de las enfermedades crónicas.

Las habilidades de lectura generalmente son de tres a cuatro niveles por debajo del último año escolar completado. Por tanto, las personas graduadas de bachiller típicamente tienen un nivel de lectura de séptimo u octavo grado.

Cada día escolar, más de 7200 estudiantes son desatendidos en las escuelas secundarias públicas norteamericanas. Tres de cada 10 miembros de un año de graduación, 1,3 millones de estudiantes en total, no podrán recibir el diploma de graduado. Los efectos de esta crisis recaen desproporcionadamente sobre los jóvenes y comunidades más vulnerables de la nación. La mayoría de los no graduados son miembros de minorías históricamente carentes de ventajas y otros grupos carentes de oportunidades educacionales. Es más probable que sus escuelas se encuentren en grandes distritos urbanos. Y provienen de manera desproporcionada de comunidades aquejadas de pobreza severa y problemas económicos.

El adulto medio en los Estados Unidos lee con un nivel de octavo grado, ¡y aún así la mayoría de los materiales de educación al paciente están escritos con un lenguaje de nivel de bachiller o universitario!

En caso de que no lo haya notado, me entristecen profundamente

¿Es Imposible Ser Saludable En Norteamérica?

los incontables millones de personas indefensas del país que no tienen ninguna oportunidad.

A lo largo de los años me he convencido con absoluta certeza de la intersección existente entre la salud y la educación básica, y he sido testigo de incontables anécdotas de horror que lo demuestran.

Hospitalizaciones; Ensayos Clínicos; Errores con los Medicamentos; Comportamientos Poco Saludables... por sólo mencionar algunos.

Sí, Norteamérica, deberíamos estar avergonzados.

A pesar de la forma en que hemos permitido que se degeneren nuestros sistemas de salud y educación públicas, sigue siendo un hecho que todos merecemos disfrutar el poder tener salud y recibir educación. ¡No es un privilegio, es un derecho!

Mientras consideramos cómo "reorganizar" la Ley de Reforma en Salud, y "reformar" nuestro sistema de educación pública, necesitamos dar una mirada a aquello en lo que nos hemos convertido como sociedad.

He aquí otra definición:

Degenerar—Haber perdido las cualidades físicas, mentales o morales consideradas normales y deseables; mostrar evidencias de deterioro.

Mientras piensan en ello, los dejo con esto:

"La prueba más certera según la cual juzgamos si un país es verdaderamente libre es el nivel de seguridad del que disfrutan las minorías."

John E. E. Dalberg, Lord Acton
Historia de la Libertad en la Antigüedad, 1877-

HAMBRE

Todos hemos visto en las noticias artículos sobre personas que mueren de hambre en países plagados por la guerra o la sequía. Desafortunadamente, muchas personas en el mundo pasan hambre porque, la mayor parte del tiempo, no reciben suficiente alimento.

Según un nuevo informe del Departamento de Agricultura de los EEUU, 17,4 millones de familias norteamericanas—casi el 15 por ciento de los hogares de EEUU—tienen hoy "inseguridad con la comida", un aumento de casi el 30 por ciento desde 2006. Esto significa que, en cualquier mes dado, se quedarán sin dinero, sin comida, y se verán obligados a saltarse comidas o necesitarán asistencia para alimentarse.

La crisis económica de la nación ha catapultado el número de norteamericanos que carecen de suficiente comida a su nivel más alto desde que el gobierno registra estas estadísticas, según un nuevo informe federal, el cual muestra que casi 50 millones de personas—incluyendo casi un niño de cada cuatro—tuvieron dificultades el año pasado para comer lo suficiente.

Recientemente, he ampliado mi enfoque para incluir el caso de los

Hambre

miles de personas en Somalia que mueren cada día como resultado de la política y de la monumental sequía en África Oriental. Haber visto cientos de bebés morir de hambre diariamente es algo que ciertamente no puedo ignorar.

Pero no se equivoquen; esto no está ocurriendo solamente en un país lejano. ¡Filadelfia se encuentra cerca de encabezar la lista del hambre en nuestra nación por segundo año consecutivo!

Las consecuencias de tener tanta pobreza y hambre pueden ser catastróficas para una ciudad cuya población joven está en riesgo de que su desarrollo se vea comprometido por la carencia de comida nutritiva durante sus primeros años de vida.

Hambre es el término utilizado comúnmente para describir la condición social de las personas (u organismos) que experimentan con frecuencia, o viven con la amenaza de experimentar, la sensación física de desear comida.

Todos tenemos hambre a veces. El hambre es la señal del cuerpo de que necesita comer. Una vez que comemos lo suficiente para satisfacer las necesidades del cuerpo, dejamos de tener hambre. Los adolescentes tienen hambre a menudo porque sus cuerpos están creciendo y desarrollándose con rapidez, y exigen comida extra.

Las personas con desnutrición carecen de los nutrientes necesarios para que sus cuerpos crezcan y se mantengan saludables. Una persona puede estar desnutrida por un período de tiempo corto o largo, y su condición puede ser ligera o severa. La desnutrición puede afectar la salud mental y física. Las personas que sufren de desnutrición tienen más probabilidades de enfermarse; en casos muy severos, pueden incluso morir debido a sus efectos.

La Información Es La Mejor Medicina

Vivimos en la nación más rica del mundo. Sin embargo, el 13 por ciento de las personas que viven en Estados Unidos, viven en la pobreza. De muchas maneras, Norteamérica es la tierra de la abundancia; pero para 1 de cada 6 norteamericanos, el hambre es una realidad. Muchas personas creen que los problemas asociados al hambre se reducen a pequeños sectores de la sociedad, en ciertas áreas del país, o en ciertos barrios, pero la realidad es muy diferente.

En este momento, millones de norteamericanos lidian con el hambre. Todos conocemos y estamos en contacto con personas afectadas por el hambre, incluso aunque no estemos al tanto de ello.

Filadelfia tiene una de las tasas más altas de pobreza infantil—un niño de cada tres vive en o por debajo del nivel de pobreza federal. Muchos niños y sus padres se encuentran en riesgo de inseguridad alimenticia y hambre.

También tiene la mayor tasa de pobreza de cualquier gran ciudad de los EEUU, con una de cada cuatro personas viviendo en la pobreza. Un tercio de esa población tiene menos de 18 años.

Lo cierto del asunto es que algunos grupos experimentan inseguridad alimenticia en tasas mucho mayores que el resto de la población de EEUU. Según el USDA, la tasa de familias y niños con "inseguridad alimenticia" entre los afro-norteamericanos e hispanos es más del doble que la de las personas blancas.

Usted diría: ¿Y por qué no toman decisiones más saludables con la poca comida que tienen?

Incluso cuando los pobres intentamos comer de manera saludable, nos afecta. Un estudio publicado a principios de este año en el American Journal of Preventive Medicine muestra que los llamados frutas y vegetales

Hambre

"frescos" y carne molida a la venta en los barrios pobres tienen más probabilidades de estar cubiertos de bacterias y tener mayor conteo de moho y contaminantes que los expedidos en áreas de mayores ingresos. De hecho, las personas que se alimentan lo suficiente podrían estar desnutridas si no consumen comida que les brinde los nutrientes, vitaminas y minerales adecuados.

Una dieta nutritiva puede ayudar a alguien a salir de la pobreza o la falta de vivienda, pero la pobreza (o la falta de vivienda) hace que sea casi imposible mantener una dieta nutritiva. Aunque algunos de los ricos y delgados continúan condenando a los norteamericanos de bajos ingresos por ser obesos, los reto a diseñar un plan para comer de forma saludable con $15 a la semana. ¡También me gustaría verlos diseñar un menú que una madre soltera con dos o tres empleos pueda preparar en un tiempo de cuatro a ocho minutos!

Para comprender mejor la insensatez de esta locura, he aquí algunos hechos sorprendentes sobre el suministro de alimentos en Norteamérica:

- **El 40-50% de toda la comida lista para ser cosechada no llega a consumirse.** Una investigación llevada a cabo por un profesor de la University of Arizona ha mostrado que se desperdicia casi la mitad de toda la comida producida en los Estados Unidos en un año. Aunque no es una noticia sorprendente que la nuestra es una sociedad de despilfarro, debería ser vergonzoso que tanto de lo que producimos se desperdicie mientras hay millones en nuestra nación y en el mundo que pasan hambre.
- **Cada año, más del 25% de los norteamericanos se enferman debido a lo que comen.** Esto significa unas 76 millones de

infecciones causadas por la comida, 350,000 de las cuales requieren hospitalización y 5000 de las cuales son letales. ¿Cree usted que su comida es segura?

- **Sólo 13 grandes corporaciones controlan casi todos los mataderos en los EEUU.** ¿Por qué debería importarle? Porque esas grandes corporaciones tienen mucho poder político, por lo que es increíblemente difícil regularlas e inspeccionarlas.
- **Los norteamericanos comemos un 31% más de comida pre-empacada que comida fresca.** Esto significa que los norteamericanos comemos más comida pre-empacada y procesada que las personas de cualquier otro país, según el New York Times. Las comidas pre-empacadas no son en sí sismas necesariamente malas, pero los norteamericanos tendemos a comer pizzas congeladas y cenas listas para calentar en microondas, que suelen tener un alto contenido de grasas y sal.
- **Una simple comida pre-congelada puede contener ingredientes de más de 500 suministradores.** La NPR ha demostrado que una cena básica pre-congelada puede contener hasta 50 ingredientes diferentes. Estos ingredientes vienen del mundo entero, cambiando de manos numerosas veces en el camino. Esto significa que para confiar en que su comida es segura, usted tiene que confiar en que esos cientos de compañías cumplieron las regulaciones de seguridad de los alimentos.
- **El 50% de las muestras de sirope de maíz con alto contenido de fructosa contenían mercurio.** Existe un gran debate en estos tiempos sobre la seguridad y salud del sirope de maíz de alto contenido de fructosa (HFCS), y algunos creen que las razones son

Hambre

válidas. El HFCS se encuentra en una amplia gama de productos alimenticios, desde el pan hasta el kétchup.

- **Los norteamericanos consumen de seis a nueve libras de aditivos químicos en la comida cada año.** Aunque pueda parecerle que la cantidad de productos químicos que consume en su comida es inconsecuente, se van acumulando con los años. Algunos pueden ser inocuos, pero otros pueden tener efectos aún desconocidos en un largo período de tiempo.

- **La intolerancia a la comida está aumentando, y casi 30 millones de personas en los EEUU muestran síntomas.** Algunos creen que el aumento de alergias e intolerancia a la comida esté relacionada con nuestra dieta. Comer comidas con base de levadura, carnes preservadas y comidas procesadas puede aumentar el nivel de histaminas en el cuerpo, las cuales muchas personas son incapaces de procesar de forma natural.

- **Menos del 27% de los norteamericanos comen la proporción correcta de carne y vegetales.** Algunos estudios muestran que consumir demasiada carne aumenta el riesgo de contraer cáncer, lo cual es respaldado por el hecho de que las culturas que se enfocan en el consumo de vegetales viven vidas más largas. Al no comer suficientes vegetales, muchos norteamericanos carecen de los nutrientes, minerales y compuestos saludables que estos contienen.

Si tan sólo las personas pobres comprendieran la nutrición, y pudieran hacer algo al respecto...

NO EXISTE "ALTERNATIVA" A LA MEDICINA

En respuesta a una serie de consejos de salud que ofrecí en la radio, he estado recibiendo un número de comentarios "desfavorables", tanto de amigos como de admiradores.

Parece ser que (debido en gran parte a mi experiencia en Medicina Verde y Homeopatía) han interpretado las sugerencias que ofrezco a menudo, sobre buscar atención médica y tomar los medicamentos recetados, como una forma de "traición".

Las personas han utilizado la medicina verde a lo largo de la historia, y en la actualidad es la medicina más comúnmente utilizada en todo el mundo.

Muchos norteamericanos utilizan la medicina complementaria y alternativa (CAM) para favorecer su bienestar y salud. La encuesta National Health Interview Survey (NHIS) de 2007, que incluyó una encuesta integral sobre el uso que hacen de la CAM los norteamericanos,

No Existe "Alternativa" A La Medicina

mostró que aproximadamente el 38 por ciento de los adultos utilizan la CAM.

Es difícil definir la CAM, porque el campo es muy amplio y cambia constantemente. El National Center for Complementary and Alternative Medicine (NCCAM, Centro Nacional para la Medicina Complementaria y Alternativa) define la CAM como un grupo de sistemas, prácticas y productos medicinales y de atención de salud que generalmente no se consideran parte de la medicina convencional. La medicina convencional (también llamada medicina occidental o alopática) es la medicina practicada por personas con diploma de Doctor en Medicina (médicos) y DO (doctor en medicina osteopática) y otros profesionales de la salud tales como fisioterapeutas, psicólogos y enfermeras graduadas. Los límites entre la CAM y la medicina convencional no son absolutos, y algunas prácticas específicas de la CAM pueden, con el tiempo, convertirse en prácticas aceptadas por todos.

La "medicina complementaria" se refiere al uso de la CAM **junto con** la medicina convencional, tal como el uso de la acupuntura en adición a las técnicas usuales para aliviar el dolor. La mayoría de los norteamericanos utilizan la CAM como complemento. La "medicina alternativa" se refiere a utilizar la CAM **en lugar de** la medicina convencional. La "medicina integrativa" (también llamada medicina integrada) se refiere a una práctica que combina tratamientos convencionales y de CAM para los cuales existe evidencia de seguridad y efectividad.

Todos hemos oído hablar de suplementos a base de plantas que han funcionado para alguien que conocemos. Las personas juran que funcionan: la equinácea para el catarro, el gingko biloba para la memoria o la

La Información Es La Mejor Medicina

menta en el ungüento que su tía dice que alivia la congestión del pecho. En la década pasada, el uso de suplementos naturales se ha incrementado.

Aunque muchos de los que los utilizan podrían ser escépticos, piensan: "Oye, estas cosas son naturales; ¿qué daño podrían hacerme?"

Pero resulta que en algunos casos pueden hacer mucho daño, y un sorprendente número de personas se ponen a sí mismos en riesgo al utilizar suplementos naturales sin informarse de sus beneficios reales y peligros potenciales.

Aunque se han estudiado algunas plantas como el Gingko, la Equinácea y la Manzanilla, y parecen ser ligeramente efectivas en el tratamiento de ciertos síntomas o padecimientos, no se puede decir lo mismo de todas las plantas. Las plantas se utilizan mejor como tratamiento complementario, junto a los medicamentos tradicionales, y bajo la prescripción de médico. Las plantas por sí mismas podrían no ser suficientes para ayudar a combatir un problema serio, pero los anuncios falsos y la falta de regulaciones podrían llevarnos a pensar diferente. Esta puede ser una conclusión peligrosa que puede acarrear serios problemas.

Las plantas pueden interactuar de manera seria con los medicamentos recetados, pero muchas personas ignoran esos efectos. Muchos no informan a sus doctores sobre los suplementos que están tomando y pueden arriesgar su salud en el proceso. También se conocen bien algunas interacciones, pero es difícil saber qué puede ocurrir con plantas menos conocidas. Algunas plantas pueden cancelar el efecto de los medicamentos. Por ejemplo, la hierba de San Juan, un tratamiento popular para la depresión que no necesita receta, puede interferir con una gran cantidad de medicamentos—incluyendo algunos anticoagulantes, medicinas para

No Existe "Alternativa" A La Medicina

padecimientos cardíacos, antidepresivos y medicamentos para el VIH y el cáncer.

Un paciente podría creer que usar cierto suplemento aliviará el dolor o mejorará su inmunidad. En realidad, puede entrar en conflicto con alguna medicina recetada, o simplemente anular el efecto beneficioso del medicamento (o viceversa). Un ejemplo de esto es el uso de medicamentos para la enfermedad de reflujo gástrico, llamados inhibidores de bomba de protón (como el Prisolec, Nexium, Previcid y otros), combinados con algunos suplementos de calcio que se toman para fortalecer huesos y dientes. Los medicamentos cancelan los beneficios del calcio.

Para evitar tales complicaciones, pregunte a su doctor antes de decidirse a probar un suplemento natural, y asegúrese de informar sobre cualquier suplemento que esté tomando aunque no se lo pregunten. Esto puede ser particularmente importante si le recetan un medicamento nuevo. El mensaje no es que eviten todos los suplementos naturales. La medicina occidental mejora cada vez más gracias a los descubrimientos que se han hecho sobre estas importantes terapias alternativas. Sin embargo, es importante recordar que, esencialmente, son medicamentos, y la mejor manera de utilizarlos es separando primero los hechos de la ficción.

Como comencé diciendo, tengo una amplia experiencia y conocimiento en el área de la Medicina Verde y Homeopatía, así que poseo un respetuoso conocimiento sobre sus beneficios para la salud. Así que no interpreten mis comentarios como una condena general.

A pesar de las críticas de los profesionales médicos contra la medicina natural, es sabio recordar que muchos medicamentos comunes que hoy utilizamos se derivaron de su obtención a partir de plantas. Los

La Información Es La Mejor Medicina

científicos originalmente derivaron la aspirina de la cáscara del sauce; los herbolarios recetan el sauce blanco para el dolor de cabeza y controlar el dolor. Digitalis, el medicamento recetado para ciertos padecimientos cardíacos, se obtiene del extracto de las flores potencialmente tóxicas de la dedalera. Aunque es cierto que los productores de suplementos naturales a menudo hacen afirmaciones atrevidas o increíbles, los críticos no deberían descartar la medicina natural como charlatanería.

Y debo añadir otro punto clave:

La desconfianza en los médicos a menudo lleva a las personas a poner su confianza en las plantas y suplementos naturales. Desde los tiempos en que trabajé como vendedor en mi propia "Tienda de Hierbas", a menudo pude observar que muchas personas venían buscando una "relación terapéutica" con alguien a quien pareciera importarles su salud. Al no encontrar esta relación afectuosa con muchos médicos, las personas están dispuestas a ignorar la atención de sus propios doctores y negarse a la cirugía u otros tratamientos. En algunos casos, se retiran por completo de la atención de salud, o peor, no la buscan. Es innecesario aclarar que esta es una receta para el desastre.

Basándome en más años de experiencia de los que quiero admitir, he aquí algunas de mis "reglas claves". Sígalas, y nunca se equivocará:

- SIEMPRE recuerde que un vendedor de plantas medicinales calificado sabe cuándo es mejor que un médico, u otro profesional de la salud, atienda un padecimiento.
- Evite a **cualquiera** que le diga que no es necesario comunicarle a su doctor que está tomando suplementos naturales o herbales.

No Existe "Alternativa" A La Medicina

- Si su médico le receta algún medicamento, inmediatamente comuníquele **todas** las hierbas y suplementos que está tomando.
- Si su doctor "no cree en las hierbas", entonces no es doctor para usted. Busque un médico que respete su punto de vista y apoye sus esfuerzos de utilizar los suplementos y plantas de manera responsable.
- Si yo tengo una crisis médica y usted está ahí, ¡lléveme al hospital, no a la tienda de hierbas!
- No existe **ninguna** "alternativa" para la atención médica adecuada de una condición médica seria. Usted debe estar siempre bajo la supervisión de un médico.

No hay muchas investigaciones bien controladas que prueben el efecto positivo del enfoque de la CAM, y las personas deben tener cuidado de no dejarse arrastrar a probar cosas porque crean que tienen sentido o para las cuales exista poca o ninguna evidencia de su utilidad.

EL ESTRÉS Y SU SALUD

ESTOS son tiempos que ponen a prueba el alma de los hombres.
*—***Thomas Payne***—La Crisis*
23 de diciembre, 1776

Si usted es como la mayoría de nosotros, probablemente esté pasando trabajo, intentando sobrevivir y mantenerse durante estos tiempos turbulentos.

La confusión económica (ej., el aumento del desempleo, los juicios hipotecarios, la pérdida de inversiones y otras crisis financieras) puede tener una gran cantidad de efectos negativos para la salud—tanto física como mental. Puede ser devastadora de manera particular para su bienestar emocional y mental. Aunque las dificultades económicas nos afectan a cada uno de manera diferente, pueden añadir un tremendo estrés, que a su vez puede aumentar sustancialmente el riesgo de tales problemas.

Muchas personas conocen el alarmante número de gente que están sufriendo de un amplio rango de lo que hoy se consideran problemas comunes de salud. Hipertensión, reflujo ácido, diabetes, úlceras, artritis, obesidad, asma y muchos otros integran esta lista. Comúnmente se cree que estos padecimientos deben aparecer en algún momento de la vida.

Sin embargo, al analizarlo de cerca, parece haber un misterioso culpable que es un factor en todos esos problemas: el **ESTRÉS**.

El estrés no es solamente un estado mental—puede afectar todo el cuerpo. Se dice que en el 75-90% de todas las consultas médicas se tratan problemas y quejas relacionados con el estrés. La mayoría de los facultativos afirman que el estrés puede empeorar muchos padecimientos médicos o incluso precipitar la recaída de un padecimiento; sin embargo, el estrés no es por lo general la causa básica de una enfermedad. Otros factores como los genes, el medio físico, etc., pueden causar la enfermedad, pero el estrés la empeora.

El estrés es la reacción del cuerpo ante cualquier cambio que requiera un ajuste o respuesta. El cuerpo reacciona a estos cambios con respuestas físicas, mentales y emocionales.

El estrés desencadena la respuesta del cuerpo ante un peligro o amenaza percibido, la respuesta de Pelear o Escapar. Durante esta reacción, se liberan ciertas hormonas como la adrenalina y el cortisol, que aceleran los latidos del corazón, ralentizan la digestión, desvían el flujo sanguíneo a grupos musculares principales y cambian varias otras funciones nerviosas autonómicas, y le dan así al cuerpo una carga de energía y fuerza. Originalmente se lo nombró por su capacidad de permitirnos luchar físicamente o huir cuando enfrentamos el peligro, y ahora se activa en situaciones donde ninguna de estas dos respuestas es apropiada, como en el tráfico o durante un día estresante en el trabajo. Cuando desaparece la amenaza percibida, los sistemas están diseñados para regresar a su función normal a través de la respuesta de relajación, pero en nuestros tiempos de estrés crónico, esto a menudo no ocurre lo suficiente, y el cuerpo sufre daños.

El estrés sin alivio puede llevar a una condición llamada distrés—una reacción negativa al estrés. El distrés puede causar síntomas físicos tales como dolores de cabeza, pesadez estomacal, aumento de la presión sanguínea, dolores en el pecho y problemas para dormir. Las investigaciones sugieren que el estrés también puede causar o empeorar ciertos síntomas o enfermedades.

Para comprender lo que nos hace el estrés, imagine que vive hace decenas de miles de años, en un tiempo en que los humanos eran amenazados por animales hambrientos tales como el tigre dientes de sable y los lobos. Nuestros ancestros cavernícolas tenían que ser capaces de reaccionar instantáneamente, ya fuera luchando contra las bestias o escapando.

Así los humanos desarrollaron la habilidad de responder instantáneamente a las situaciones estresantes, preparando el cuerpo para "pelear o escapar". Bajo un estrés repentino, recibimos una carga de fuerza y resistencia excepcional. Cuando el cuerpo bombea las **hormonas** del estrés:

- El corazón se acelera.
- El flujo de sangre al cerebro y músculos aumenta hasta en un 400 porciento.
- La digestión se detiene (para que no utilice energía que es necesaria en otra parte).
- La tensión muscular aumenta.
- Respiramos más rápido, para oxigenar mejor los músculos.

A veces todavía podemos beneficiarnos de esta respuesta de "pelar o escapar"—como en el caso de una madre cuyo hijo quedó atrapado bajo una laja de concreto durante un tornado. Bajo estrés, encontró la fuerza para levantar la inmensa laja con sus manos, aunque luego hicieron falta tres hombres para poder moverla.

Pero aunque la mayor parte del tiempo en la vida moderna, la respuesta de "pelar o escapar" no ayuda, esas hormones del estrés siguen inundando su sistema, preparándolo para la acción física. Y si usted se encuentras bajo el efecto del estrés con frecuencia, esto puede dañar su salud física.

El cortisol es una importante hormona del cuerpo, segregada por las glándulas suprarrenales, y con un papel en las siguientes funciones, entre otras:

Metabolismo correcto de la glucosa
- Regulación de la presión sanguínea
- Liberación de insulina para mantener la glucosa en sangre
- Función inmunológica
- Respuesta inflamatoria

Normalmente, se encuentra presente en el cuerpo en niveles más altos en las mañanas, y su nivel más bajo es por la noche. Aunque no es el estrés la única razón por la que se secreta cortisol al flujo sanguíneo, lo han llamado "la hormona del estrés" porque también se secreta a niveles mayores durante la respuesta de "pelar o escapar" del cuerpo al estrés, y es responsable de varios cambios en el cuerpo relacionados con el estrés. Los aumentos pequeños de cortisol en el cuerpo tienen algunos efectos positivos.

Un rápido aumento de energía por razones de supervivencia

La Información Es La Mejor Medicina

- Intensifica las funciones de la memoria.
- Un golpe de aumento de la inmunidad
- Menor sensibilidad al dolor
- Ayuda a mantener la homeostasis en el cuerpo.

Aún cuando el cortisol es una parte importante y favorable de la respuesta del cuerpo al estrés, es importante que las respuestas de relajación del cuerpo se activen para que las funciones corporales regresen a la normalidad. Desafortunadamente, en nuestra actual cultura de gran estrés, la respuesta del cuerpo al estrés se activa con tanta frecuencia que a menudo no tiene oportunidad de regresar a la normalidad, produciendo estrés crónico.

Un efecto secundario del aumento de cortisol en el cuerpo puede ser el aumento de peso, especialmente en el área abdominal, lo cual puede acarrear más consecuencias negativas a la salud que la grasa acumulada en otras áreas del cuerpo.

El exceso de cortisol se puede estimular por el estrés físico, tal como ejercitarse de más, falta de sueño, hacer dietas, y la mala nutrición; el estrés mental, tal como un medio de trabajo de alto estrés; y el estrés emocional, tal como la muerte de un familiar, o incluso demasiadas personas o actividades que exigen de tu tiempo.

El estrés es una parte natural de la vida, pero sus efectos no tienen que ser una parte natural de tu salud.

ENFERMEDAD MENTAL

En un año cualquiera, el 26 por ciento de los adultos norteamericanos sufren de enfermedades mentales.

Piénselo así: cuando camine por la calle, al menos uno de cada cuatro o cinco personas con quien se cruzará sufre de alguna forma de enfermedad mental.

Mientras la Congresista Gifford continúa recuperándose sorprendentemente, en alguna celda de una prisión en Arizona, en espera de lo que parece ser un destino cierto, se encuentra un joven de 22 años de edad, después de haberle disparado a un total de 17 personas y matado a 6 de ellas.

Varios de los compañeros de clase e instructores de Jared Loughner en el Pima Community College notaron su comportamiento errático, hicieron que dejara la escuela, y notificaron a sus padres. ¿Por qué nadie logró que recibiera tratamiento? Un prominente psicólogo plantea que nuestro miedo e incomprensión de las enfermedades mentales evitan que actuemos antes de que ocurra una tragedia.

Yo creo que es más que tiempo de que analicemos el estado de la salud

La Información Es La Mejor Medicina

mental en este país. Especialmente en los casos de enfermedades emocionales y mentales, hay tantas personas que no pueden buscar tratamiento porque son incapaces de navegar el sistema para recibir servicios sociales, o simplemente no tienen suficiente dinero para pagar el tratamiento si perciben ingresos de clase media, porque los seguros raramente cubren con efectividad los problemas mentales.

Una de las mayores, y menos tratada, de las amenazas que afectan a los norteamericanos hoy es la Enfermedad Mental. En cualquier instante, cientos de millones de personas en el mundo sufren trastornos mentales, neurológicos o conductuales.

Como ocurre con las disparidades e inequidades en prácticamente cualquier otra área de la atención de salud, la comunidad afro-norteamericana sufre desproporcionadamente tanto de problemas de salud mental como de la falta de tratamiento de salud mental.

Uno de cada cuatro pacientes que visita un servicio de salud tiene al menos un trastorno mental, neurológico o conductual, pero la mayoría de estas afecciones no son diagnosticadas ni tratadas.

En los Estados Unidos, los afro-norteamericanos aportan solamente el 2% de los psiquiatras, el 2% de los psicólogos, y el 4% de los trabajadores sociales.

Las enfermedades mentales afectan, y son afectadas por, los padecimientos crónicos tales como el cáncer, enfermedades cardiovasculares y del corazón, diabetes y VIH/SIDA. Sin tratamiento, provocan comportamientos poco sanos, no adherencia a las indicaciones médicas, disminución de la función inmunológica, y una mala prognosis.

A esta disparidad en la enfermedad, se suma la existencia del estigma generalizado en la comunidad afro-norteamericana: "¡pensarán que estoy loco!".

El estigma que absorbe a los afro-norteamericanos en el tema de las enfermedades mentales tiene su origen en lo más profundo de los anales de la historia de la esclavitud en América.

Un informe científico llegó al punto de falsificar las tasas de locura en los negros en el censo de EEUU de 1840, para demostrar que mientras más al norte vivían éstos, mayores las tasas de locura, lo cual era prueba contundente, por supuesto, de que ¡la libertad volvía locos a los negros!

Más de 150 años después del censo de 1840, aún existen brechas importantes y paradojas en el conocimiento que tenemos del estado de salud mental de la población afro-norteamericana.

Los afro-norteamericanos están expuestos desproporcionadamente a condiciones sociales que se consideran importantes factores de riesgo de enfermedades físicas y mentales.

Los afro-norteamericanos a menudo carecen de una fuente corriente de atención de salud como punto focal para recibir tratamiento. Para muchos afro-norteamericanos, la sala de emergencia es generalmente su fuente de atención primaria de salud. Como resultado, la atención de salud mental ocurre frecuentemente en salas de emergencia y hospitales psiquiátricos. Estos servicios, y lo limitado del tratamiento disponible en ellos, hacen difícil brindar una atención de salud mental de calidad. La semana pasada estuve en uno de ellos con un amigo y su esposa para apoyar a su hija.

Las tradiciones de adaptación han sostenido a los afro-norteamericanos a través de largos períodos de adversidad impuesta por la sociedad en general. Existe una tendencia histórica a "resistir" y "adaptarse" a través

La Información Es La Mejor Medicina

de una miríada de mecanismos. Entre ellos están la comida, el tabaco, las drogas ilícitas, la violencia y el sexo, por sólo mencionar unos pocos. Para algunos, es retirarse totalmente de las interacciones sociales.

Siempre recuerdo a un amigo de la niñez que tenía a un "tío John", que se sentaba en la misma silla, junto a la ventana, día tras día, desde que tengo memoria. Aún puedo escuchar a la madre de mi amigo decirle a las personas que visitaban la casa: "Oh, no le hagas caso, es sólo el Tío John. No te molestará, es inofensivo".

Menos de la mitad de los adultos afro-norteamericanos con enfermedades mentales buscan tratamiento para sus problemas de salud mental, y menos de un tercio de sus hijos recibe tratamiento.

La falta de tratamiento se debe en parte al estigma que rodea las enfermedades mentales en la comunidad afro-norteamericana.

Las comunidades afro-norteamericanas en los Estados Unidos son más diversas culturalmente hoy que en cualquier otro momento de la historia, debido a los crecientes números de inmigrantes de naciones africanas, el Caribe, Centroamérica y otros países. Para garantizar que las comunidades afro-norteamericanas tengan acceso a una atención adecuada y costeable, es vital una mayor comprensión del complejo rol que el contexto cultural y las diversas experiencias juegan en los padecimientos mentales en estas comunidades.

Dado que los afro-norteamericanos a menudo buscan ayuda en la comunidad—la familia, los amigos, vecinos, grupos comunitarios y líderes religiosos—, existe la oportunidad para que los servicios comunitarios de salud colaboren con las iglesias locales y grupos comunitarios para brindar atención y educación en salud mental a las familias e individuos.

Creo que es justo y apropiado reconocer los esfuerzos del Dr.

Enfermedad Mental

Arthur Evans del Philadelphia Department of Behavioral Health, pues él comprende esto, y ha logrado grandes avances en impulsar la nación a transformar la manera en que se brinda la atención en salud mental y conductual.

En la superficie, la profunda amenaza que este tema representa para la salud de los afro-norteamericanos podría no ser aparente. Sin embargo, las enfermedades mentales afectan, y son afectadas por, los padecimientos crónicos tales como el cáncer, las enfermedades cardíacas y cardiovasculares, la diabetes y el VIH/SIDA. Si no son tratadas, desencadenan comportamientos poco sanos, falta de adhesión a los tratamientos médicos prescritos, disminución de la función inmunológica, y una mala prognosis.

Para resolver este importante tema de salud pública en la comunidad afro-norteamericana, deben ocurrir varias cosas:

- Esfuerzos más agresivos para resolver las Disparidades y Desigualdades en Salud como comunidad
- Educar e involucrar a los líderes religiosos para que envíen a aquellos que buscan su ayuda a los Servicios de Salud Mental
- Lograr que la salud mental forme parte del diálogo en los escenarios de atención primaria
- Aumentar la disponibilidad de Trabajadores de Salud Mental afro-norteamericanos
- Fomentar la adherencia y continuación del tratamiento por parte de los familiares y amigos
- Informar a los funcionarios y decisores que esperamos muchos más de ellos.

CÁNCER 101

Enterarse de que tiene cáncer puede ser un shock. ¿Cómo reaccionar? Puede que se sienta insensible, asustado o enfurecido. Puede que no crea lo que le dice el doctor. Puede que se sienta solo aunque sus amistades y familiares estén en la misma habitación con usted. Todos estos sentimientos son normales.

Para muchas personas, las primeras semanas después de recibir un diagnóstico de cáncer son muy difíciles. Después de oír la palabra "cáncer", puede costarle trabajo respirar o escuchar lo que le están diciendo. Cuando esté en casa, puede ser difícil pensar, comer o dormir.

Si usted es como la mayoría de las personas, no sabe nada sobre el cáncer.

Veamos si podemos cambiar eso...

Las células son los bloques de construcción de los seres vivos. El cáncer crece en las células normales del cuerpo. Las células normales se multiplican cuando el cuerpo las necesita, y mueren cuando el cuerpo no las necesita. El cáncer parece ocurrir cuando se descontrola el crecimiento

Cáncer 101

de las células y estas se dividen con demasiada rapidez. También puede ocurrir cuando las células "olvidan" cómo morir.

El cuerpo está formado de cientos de millones de células vivas. Las células normales del cuerpo crecen, se dividen y mueren de manera organizada. Durante los primeros años de vida de una persona, las células normales se dividen más rápido, lo cual permite a la persona crecer. Una vez que la persona se convierte en adulto, la mayoría de las células se dividen solamente para reemplazar las células gastadas o a punto de morir, o para reparar heridas.

El tratamiento apropiado para el cáncer depende del tipo de cáncer. Éste está determinado por el órgano en que comienza el cáncer, el tipo de célula del que se deriva, así como la apariencia de las células del cáncer. Existen muchos tipos diferentes de cáncer. El cáncer puede desarrollarse en casi cualquier órgano o tejido, tales como el pulmón, el colon, la mama, la piel, los huesos o el tejido nervioso.

Existen más de 100 tipos diferentes de cáncer, y el tipo de célula que se afecta inicialmente clasifica a cada uno. Hay cinco grupos generales que se utilizan para clasificar el cáncer de manera más amplia:

- Los **Carcinomas** se caracterizan por células que afectan partes del cuerpo tales como el pulmón, la mama y el colon.
- Los **Sarcomas** se caracterizan por células localizadas en el hueso, los cartílagos, la grasa, el tejido conectivo, el músculo y otros tejidos de apoyo.
- Los **Linfomas** son cánceres que comienzan en los nódulos linfáticos y el sistema inmunológico.

La Información Es La Mejor Medicina

- Las **Leucemias** son cánceres que comienzan en la médula ósea y a menudo se acumulan en el torrente sanguíneo.
- Los **Adenocarcinomas** son cánceres que se desarrollan de adenomas; son considerados generalmente tumores benignos que surgen en la tiroides, la glándula pituitaria, la glándula suprarrenal y otros tejidos glandulares.

El cáncer perjudica al cuerpo cuando las células dañadas de dividen incontrolablemente y forman conglomerados o masas de tejidos llamados tumores (excepto en el caso de la leucemia, en el cual el cáncer impide la función normal de la sangre debido a la división anormal de las células en el torrente sanguíneo). Los tumores pueden crecer e interferir con los sistemas digestivo, nervioso y circulatorio, y pueden generar hormonas que alteran el funcionamiento del cuerpo. Los tumores que se circunscriben a un solo lugar y muestran crecimiento limitado son generalmente considerados como benignos.

Existen muchas causas de cáncer, incluyendo:

- El benceno y otros productos químicos
- Ciertos hongos venenosos y un tipo de veneno que crece en las plantas de maní (aflatoxinas)
- Ciertos virus
- La radiación
- La luz del sol
- El tabaco

Sin embargo, la causa de muchos cánceres sigue siendo desconocida.

Cáncer 101

La causa más común de la muerte relacionada con el cáncer es el cáncer de pulmón.

Los tres cánceres más comunes en hombres en los Estados Unidos son:

1. Próstata
2. Cáncer de pulmón
3. Cáncer de colon

En las mujeres de Estados Unidos, los tres cánceres más comunes son:

1. Cáncer de mama
2. Cáncer de colon
3. Cáncer de pulmón

Algunos cánceres son más comunes en ciertas partes del mundo. Por ejemplo, en Japón existen muchos casos de cáncer gástrico, pero en los Estados Unidos este tipo de cáncer es bastante escaso. Las diferencias en la dieta podrían jugar un papel.

Otros tipos de cáncer incluyen:

- Cáncer cerebral
- Cáncer cervical
- Linfoma de Hodgkins
- Cáncer renal
- Leucemia
- Cáncer de hígado
- Linfoma No-Hodgkins
- Cáncer de ovario
- Cáncer de piel

La Información Es La Mejor Medicina

- Cáncer testicular
- Cáncer de tiroides
- Cáncer uterino

Los síntomas del cáncer dependen del tipo y la localización del tumor. Por ejemplo, el cáncer de pulmón puede causar tos, falta de aire o dolor en el pecho. El cáncer de colon a menudo causa diarrea, estreñimiento y sangre en las heces.

Algunos cánceres pueden no presentar ningún síntoma. En algunos cánceres, tales como el cáncer de vesícula biliar, los síntomas no aparecen hasta que la enfermedad ha alcanzado un estado avanzado.

Los siguientes síntomas pueden ocurrir en la mayoría de los cánceres:

- Escalofríos
- Fatiga
- Fiebre
- Falta de apetito
- Malestar general
- Sudores nocturnos
- Pérdida de peso

La mitad de todos los hombres y un tercio de las mujeres en los EEUU padecerán de cáncer durante sus vidas.

Recibir el diagnóstico de cáncer es un *proceso*. No ocurre de una sola vez. Si le acaban de hacer saber que podría tener cáncer, es posible que lo tenga, e incluso de tenerlo, el tipo y estadio de su cáncer puede ser aún desconocido. En muchos casos, los doctores pueden estar bastante

Cáncer 101

seguros del tipo y estadio con los estudios iniciales, pero a veces incluso el tipo de cáncer es cuestionable durante mucho tiempo.

El tratamiento de cáncer depende del tipo de cáncer, el estadio del cáncer (cuánto se ha esparcido), la edad, el estado de salud y características personales adicionales. No existe un solo tratamiento para el cáncer y los pacientes a menudo reciben una combinación de terapias y cuidados paliativos. Los tratamientos generalmente caen en una de las siguientes categorías: cirugía, radiación, quimioterapia, inmunoterapia o terapia hormonal.

Algunos consejos:

1. **Hasta que un patólogo haya examinado una muestra de su tumor obtenida a través de cirugía o una biopsia, podría no saberse el tipo exacto de cáncer.** En el cáncer de varios órganos, la gran mayoría de los cánceres son del mismo tipo. Por ejemplo casi todos los cánceres de próstata son adenocarcinomas y una gran mayoría de los cánceres cervicales son carcinomas de células escamosas. El grado y otros factores celulares que influencian su prognosis tampoco se sabrán hasta que se examine una muestra de su tumor. En muchos casos esto no ocurre hasta que se ha efectuado la cirugía para extirpar el tumor.

2. **Hasta que se lleve a cabo la cirugía para extirpar el tumor primario, el estadio es solamente una sospecha.** A menudo es imposible estimar el grado exacto de diseminación hasta que un patólogo examina el espécimen quirúrgico. El grado real de afectación del nódulo linfático es desconocido hasta después de la cirugía. En algunos cánceres, tales como el cáncer de mama,

La Información Es La Mejor Medicina

los procedimientos quirúrgicos sólo se llevan a cabo para determinar el estadio de su cáncer y/o si los nódulos están implicados.

A pesar de estos datos inciertos, usted puede comenzar a investigar el estadio y tratamiento del tipo de cáncer que se sospecha que tenga, mucho antes de recibir el diagnóstico final. Si lo hace, se beneficiará más de las visitas al doctor, y estará listo para tomar las importantes decisiones que le esperan. Prepárese para recibir sorpresas a medida que la información comienza a llegar. El cáncer es una verdadera montaña rusa, y es posible que deba cambiar de direcciones muchas veces antes de terminar.

Hoy, millones de personas viven con cáncer o han padecido de cáncer. El riesgo de desarrollar la mayoría de los tipos de cáncer puede ser reducido por cambios en el estilo de vida de una persona, por ejemplo, dejar de fumar, limitar la exposición al sol, ser activo físicamente y comer una dieta más sana. Mientras más pronto se descubra y trate el cáncer, mayores son las probabilidades de vivir durante muchos años.

UNA MIRADA AL CÁNCER HEPÁTICO

El número de nuevos casos de carcinoma hepatocelular (HCC), un tipo de cáncer primario del hígado, ha aumentado en los EEUU en los últimos años, hasta alcanzar una tasa de incidencia de 3.2 casos por cada 100 000 personas en 2006, según las últimas cifras reportadas por el Center for Disease Control and Prevention (Centro de Control y Prevención de Enfermedades, CDC) en el número del 7 de mayo de 2010 de *Morbidity and Mortality Weekly Report*. Las personas negras y aquellos en el grupo etario de 50-59 años tienen el mayor incremento anual de HCC.

De hecho, yo he perdido a una hermana y a varias otras personas cercanas por el cáncer de hígado. Casi ninguno de ellos comprendía cómo podían haber evitado esa situación.

El hígado es el órgano más grande dentro del cuerpo. Se encuentra debajo de las costillas derechas, justo debajo del pulmón derecho. Si toca con los dedos debajo de las costillas derechas, casi puede tocar el hígado.

La Información Es La Mejor Medicina

El hígado tiene forma de pirámide y está dividido en lóbulos derecho e izquierdo. A diferencia de la mayoría de los otros órganos, el hígado recibe sangre de dos fuentes. Las arterias hepáticas suministran al hígado de sangre rica en oxígeno. La vena porta lleva sangre rica en nutrientes de los intestinos al hígado.

No se puede vivir sin el hígado. Tiene muchos trabajos vitales:

- Descompone y almacena muchos de los nutrientes que absorbe del intestino.
- Produce algunos de los factores coagulantes necesarios para detener el sangramiento de una cortada o herida.
- Produce la bilis, que va a los intestinos para ayudar a la absorción de nutrientes.
- Juega un papel importante en la eliminación de desechos tóxicos del cuerpo.

El hígado tiene muchas otras funciones. Algunas de éstas son: producir sustancias que descomponen las grasas, convertir la glucosa en glicógeno, producir urea (la sustancia principal en la orina), y crear ciertos aminoácidos (los materiales de construcción de las proteínas), filtrar la sangre de sustancias dañinas (tales como el alcohol), almacenar vitaminas y minerales (las vitaminas A, D, K y B12), y mantener el nivel apropiado de glucosa en sangre. El hígado es también responsable de producir el colesterol. Produce casi el 80% del colesterol del cuerpo. Aunque todos estos son trabajos importantes que realiza el hígado, son sólo algunos. ¡Recuerde que tiene más de 500 funciones!

Como el hígado está compuesto de diferentes tipos de células, en él se pueden formar muchos tipos de tumores. Los tumores que son

Una Mirada Al Cáncer Hepático

cancerígenos se conocen como *malignos*. La palabra médica para los tumores que no son cancerígenos es *benignos*. Estos tumores tienen diferentes causas y son tratados de diferentes formas. Las consecuencias para su salud o su recuperación (*prognosis*) dependerán del tipo de tumor que tenga.

El cáncer de hígado es el tercer tipo de cáncer más común en el mundo. Al ser un cáncer mortal, el cáncer de hígado mata a casi todos los pacientes que lo padecen en un período de un año. En 2000, se estimó que hubo alrededor de 564 000 nuevos casos de cáncer hepático en el mundo, y un número similar de pacientes murió como resultado de esta enfermedad. Casi tres cuartos de los casos de cáncer hepático se encontraron en el sudeste de Asia (China, Hong Kong, Taiwán, Corea y Japón).

Carcinoma hepatocelular (HCC): Este es el tipo más común de cáncer de hígado en adultos. Comienza en los *hepatocitos*, el tipo principal de células del hígado. Alrededor de 3 de cada 4 cánceres que comienzan en el hígado son de este tipo. El HCC puede tener diferentes tipos de patrones de crecimiento.

Cáncer de los conductos biliares (colangiocarcinomas): Los cánceres de conducto biliar representan 1 o 2 de cada 10 casos de cáncer hepático. Estos cánceres comienzan en los pequeños tubos (llamados conductos biliares) que llevan la bilis hacia la vesícula biliar.

Cánceres que comienzan en los vasos sanguíneos del hígado (angiosarcomas y hemoangiosarcomas): Son cánceres inusuales que comienzan en los vasos sanguíneos del hígado. Estos tumores crecen con rapidez. A menudo, cuando se detectan ya están demasiado difundidos para ser extirpados. El tratamiento puede ayudar a ralentizar la enfermedad, pero la mayoría de los pacientes no vive más de un año después de descubrírseles este cáncer.

Hepatoblastoma: Este es un tipo de cáncer muy raro que generalmente aparece en niños menores de 4 años. Alrededor del 70% de los niños con esta enfermedad tienen buenos resultados con cirugía y quimioterapia. La tasa de supervivencia es de más del 90% para los casos de estadio temprano.

En el mundo, la mayoría de los cánceres primarios de hígado pueden ser prevenidos con inmunización temprana (neonatal o en la infancia) contra el virus de la Hepatitis B. La vacuna contra la Hepatitis B ya ha prevenido más de 30 millones de muertes por hepatoma o enfermedad hepática crónica, y es probablemente una de las vacunas más seguras que se hayan desarrollado.

La mayor parte del tiempo, cuando se descubre cáncer en el hígado, no se generó ahí, sino en otra parte y se diseminó al hígado. Esto se llama *cáncer metastático*. Le puede ocurrir a las personas con cáncer de mama avanzado, cáncer colo-rectal, cáncer de pulmón, y muchos otros. Bajo el microscopio, estas células cancerígenas en el hígado se parecen a las células de cáncer de donde provienen. Si alguien tiene cáncer de pulmón que se ha diseminado al hígado, las células de cáncer en el hígado se parecerán y actuarán como las células de cáncer de pulmón y serán tratadas de la misma forma.

La mayoría de las personas no muestran señales ni síntomas en los estadios iniciales del cáncer hepático primario. Cuando aparecen los síntomas, éstos pueden incluir:

- Pérdida de peso no deseada

Una Mirada Al Cáncer Hepático

- Falta de apetito
- Dolor abdominal superior
- Náusea y vómitos
- Debilidad y fatiga general
- Hígado inflamado
- Inflamación abdominal
- Descoloración amarillenta de la piel y del blanco de los ojos (ictericia)

El hígado tiene reservas considerables, así que una gran parte del mismo debe ser diagnosticado como no funcional antes de afectar al resto del cuerpo. Los pacientes con fallo hepático a menudo se quejan de hinchazón en los tobillos o un aumento de la circunferencia abdominal, lo cual se debe al fluido que escapa de los vasos sanguíneos y se acumula en otros tejidos o compartimentos del cuerpo.

Mantener un nivel estable de glucosa también se hace cada vez más difícil, lo cual resulta en bajos niveles de azúcar en sangre. Esto hace que la persona se sienta cansada e incapaz de funcionar bien. Se obstruye la desintoxicación del material ingerido, lo cual expone el cerebro a drogas y toxinas mal o no procesadas. Esto tiene como resultado una "neblina mental" que no permite a la persona pensar con claridad.

Una característica clásica del fallo hepático es la ictericia: la pigmentación amarillenta de la piel y el blanco de los ojos (la esclerótica) que es el resultado de la deposición de bilirrubina en estas áreas.

El sangramiento y los hematomas son otra característica común del fallo hepático. Los vasos sanguíneos del cuerpo y otros tejidos corporales reciben daño constantemente, incluso sin ningún antecedente de trauma.

La Información Es La Mejor Medicina

El hígado produce factores coagulantes, que son clave para mantener la integridad de los vasos sanguíneos y tejidos.

Es importante satisfacer sus requerimientos nutricionales antes, durante y después del tratamiento contra el cáncer. Necesitará las cantidades adecuadas de calorías, proteínas, vitaminas y minerales. Recibir la nutrición apropiada puede ayudarle a sentirse mejor y tener más energía. Sin embargo, puede que se sienta incómodo o cansado, y puede que no tenga ganas de comer.

También puede que experimente efectos secundarios del tratamiento, tales como falta de apetito, náuseas, vómitos o diarrea. Su doctor, una enfermera profesional u otro profesional de salud pueden aconsejarle formas de consumir una dieta saludable.

Los suplementos vitamínicos y de minerales también pueden ayudar a brindarle nutrientes que pueden no encontrarse en su dieta. Las vitaminas y minerales también ofrecen un estímulo allí donde las células del cáncer han diezmado su cuerpo. En muchas situaciones, los suplementos dietéticos apoyan el sistema inmunológico y reducen los efectos secundarios tóxicos. Su nutricionista puede recomendar dosis diarias de varios nutrientes, incluyendo:

- Beta-caroteno
- Selenio
- Vitamina C
- Ácido eicosapantenoico (APE)
- Vitamina E
- Otros, según sea apropiado

UNA MIRADA AL CÁNCER DE PRÓSTATA

El Cáncer de Próstata se menciona más que ningún otro padecimiento, cuando se trata el tema de Salud Masculina. Y la prueba de cáncer de próstata (CPS) es la que se menciona más comúnmente cuando se trata de prevención de Cáncer de Próstata.

La prueba de CPS mide los niveles en sangre de una proteína producida por la próstata. Niveles de menos de 4.0 (nanogramos de proteína por mililitro de sangre) se consideran generalmente como dentro del rango normal, mientras que niveles mayores de 4.0 se consideran un riesgo incrementado de cáncer de próstata.

La prueba de monitoreo del antígeno específico de la próstata (APE) para el cáncer temprano de próstata ha estado rodeada de controversia desde que se introdujo. Para sorpresa de muchos, no existe evidencia de que el uso de esta prueba para monitorear a hombres que no presentan síntomas le evitará a nadie la muerte por cáncer de próstata. En conclusión,

La Información Es La Mejor Medicina

los investigadores de cáncer no saben si las pruebas de APE salvan más vidas de las que arruinan.

En primer lugar, déjenme aclarar: **No estoy en contra del monitoreo de cáncer de próstata.**

Yo apoyo con fuerza la verdadera recomendación de la American Cancer Society (ACS), que es: Como parte de la relación médico-paciente, a los hombres se les debe ofrecer el monitoreo de APE y se les debe informar de los riesgos potenciales así como de los beneficios potenciales, y se les debe permitir escoger.

Los resultados relacionados con el cáncer de próstata, arrojados por un estudio inmenso llevado a cabo por el National Cancer Institute, muestran que casi el 40% de los hombres que reciben una prostatectomía radical (remoción quirúrgica de la próstata) tendrán un relapso de APE en un período de dos años.

En un grupo de hombres diagnosticados como resultado de un pesquizaje de CPS, el 30-40% de ellos no necesitan saber que tienen cáncer de próstata porque será insignificante en términos del riesgo para su salud. Y para el 30% y el 40% de los hombres con cáncer de próstata, no importa cuál tratamiento reciban, la enfermedad no es curable. Y luego hay un 20% que en realidad se beneficia. Estos son hechos tomados de estudios llevados a cabo por investigadores creíbles de instituciones creíbles.

Los hombres monitoreados para cáncer de próstata generalmente se alivian cuando sus niveles de antígeno específico de la próstata (APE) vuelven a la normalidad. Pero según un nuevo estudio publicado en la *New England Journal of Medicine*, los resultados pueden ser engañosos. El estudio encontró que el 15 por ciento de los hombres que tenían niveles "normales" de APE tenían cáncer de próstata de todas formas.

Una Mirada Al Cáncer De Próstata

Se encontró cáncer de alto grado en un 2.3 por ciento de estos hombres supuestamente "normales". Parece que a menor nivel de APE, menor el riesgo—la probabilidad de tener cáncer aumenta a medida que aumentan los niveles de APE. Pero no existe un nivel claro según el cual se le pueda garantizar a una persona que está libre de cáncer. Alguna incidencia de cáncer de alto grado—el más agresivo—fue encontrada en todos los niveles de APE.

En estos momentos, no se tiene la certeza que el pesquizaje de APE reduzca el riesgo de que un hombre muera de cáncer de próstata.

Entonces, ¿cómo diferencian los doctores entre las versiones más o menos agresivas de cáncer de próstata? Por cómo se siente. Si el doctor puede sentir el cáncer por fuera de la próstata, es una mala señal. Pero la mayoría de los cánceres de próstata detectados hoy día en hombres pesquisados están confinados a la próstata. En esos hombres, la vía principal para saber algo sobre la agresividad del cáncer es la escala de Gleason, o la graduación: la apariencia del cáncer bajo el microscopio. Pueden variar de un número 2 a un número 10—siendo 10 el más agresivo, y 2 el menos.

Este año en los Estados Unidos, 1,4 millones de hombres escucharán que tienen cáncer de próstata. Así que aquí tienen una guía para saber adónde ir en los días y semanas después de un diagnóstico de cáncer:

1. **Reciba información básica sobre su cáncer.**

   Tome notas y haga preguntas que lo ayuden a comprender mejor para poder tomar buenas decisiones.

2. **Escoja un doctor (Oncólogo y/o Urólogo)**

   Reciba recomendaciones de amigos que hayan tenido una experiencia similar, y pregunte a su médico primario a quién escogería si fuera para su hijo o su padre.

Una de las primeras cosas que su doctor hará será clasificar y encontrar el estadio del tumor. Estas clasificaciones brindan una indicación de cuán severo es el cáncer y cuán rápido su crecimiento.

3. Aprenda a leer los resultados de sus análisis de laboratorio

Los informes de patología tienen todo tipo de información valiosa, incluyendo cuán grande es el tumor y si se ha diseminado. No tienes que ser doctor para aprender a leerlos.

4. Encuentre medicina alternativa para el cáncer

Muchos pacientes de cáncer quieren conocer sobre plantas medicinales, suplementos y otros enfoques alternativos para combatir el cáncer, pero los médicos no aprenden mucho sobre esto en la facultad de medicina.

5. Encuentre grupos de apoyo

Existen incontables grupos de apoyo para los pacientes de cáncer.

6. Entérese de ensayos clínicos

En algún momento de su tratamiento de cáncer puede decidir que quiere formar parte de un estudio para una nueva terapia. Algunos cánceres de próstata crecen y se diseminan rápidamente, pero la mayor parte del tiempo el cáncer de próstata crece lentamente. Los estudios de autopsias muestran que muchos

Una Mirada Al Cáncer De Próstata

hombres mayores (e incluso hombres jóvenes) que murieron de otras enfermedades también tenían cáncer de próstata que nunca les causó problemas durante sus vidas. Estos estudios mostraron que incluso de 7 a 9 de 10 hombres tenían cáncer de próstata a los 80 años de edad. Pero ni ellos ni sus doctores sabían que lo tenían.

Y ahora, unas palabras sobre algunos de los remedios "naturales" más populares para el cáncer de próstata.

El **Licopeno** o **Licopena** es un miembro prominente de la familia carotinoide de compuestos químicos, encontrado en ciertas plantas (como los tomates). Las investigaciones indican que las poderosas propiedades antioxidantes del licopeno pueden también proteger a los humanos contra ciertos padecimientos, tales como el cáncer de próstata y quizás algunas otras formas de cáncer, y la coronaria. En un ensayo reciente, se les dio al azar a hombres con cáncer de próstata licopeno o un placebo durante tres semanas antes de la cirugía de próstata. Al examinar el tejido de la próstata de estos hombres se encontró que los que recibían licopeno tenían una cantidad significativamente menor de crecimiento agresivo de células cancerígenas.

El alto contenido de lignano de las fibras de las **Semillas de Lino** es considerado como un mecanismo de defensa contra cánceres que son primariamente dependientes de hormonas. Los lignanos son un tipo de sustancia química natural de las plantas (científicamente conocidos como fitoquímicos) que se encuentran en la linaza o semillas de lino. Se considera que los lignanos actúan como fitohormonas. Los investigadores creen que estas hormonas de las plantas imitan los propios tipos de células de estrógeno del cuerpo y pueden bloquear la formación de tumores o crecimientos hormonales. La linaza tiene de 75 a 800 veces más lignanos que otros vegetales o granos.

Aunque el diagnóstico de cáncer de próstata por sí mismo dista de ser una "sentencia de muerte", hay algunas cosas que usted puede hacer para reducir el riesgo. Por ejemplo, la reducción calórica, aumentar la cantidad de vegetales que ingiere—las mismas cosas que reducen el riesgo de accidente cerebrovascular e hipertensión.

ENTERARSE DE QUE TIENE CÁNCER DE PRÓSTATA

Cuando escuchamos la devastadora noticia de que tenemos cáncer de próstata, una pequeña glándula del tamaño de una ciruela que se encuentra en los hombres debajo de la vejiga, puede ser difícil decidir cuál de las muchas opciones de tratamiento es la adecuada. Pero la opción es vital: la próstata es responsable de producir el 10-30 por ciento del semen de un hombre y está involucrada en el acto sexual y la micción. Cuando funciona mal, puede causar una variedad de problemas de salud, desde infecciones hasta dolores severos en la espalda. Lidiar con la "próstata" es a menudo la primera experiencia que tienen muchos hombres negros con el sistema médico. No en balde nuestras decisiones sobre cómo enfrentarlo están basadas a menudo en el miedo y la desconfianza, y tienden a ser tomadas con poca o ninguna información.

Un estudio de 2003, llevado a cabo por investigadores de la Universidad de Oxford, muestra que un hombre que recibe un diagnóstico de cáncer raramente investiga sus opciones y es probable que

La Información Es La Mejor Medicina

haga lo que el presentador de radio y orador motivacional Les Brown admite haber hecho: seguir los consejos de su doctor sin hacer preguntas—porque, como dice Brown, el paciente piensa erróneamente que "el doctor siempre sabe". Cada tratamiento—desde terapia de hormonas a radiación, a cirugía/remoción total—tiene un conjunto diferente de beneficios y riegos. Pero como los hombres sucumben al pánico y hacen lo que les dice el doctor que los diagnostica, muchos pensarán en las preguntas a hacer sólo después de que hayan recibido el tratamiento y estén lidiando con los efectos secundarios. Generalmente, para entonces ya será muy tarde para optar por una estrategia diferente.

Los hombres también actúan movidos por un miedo diferente: la impotencia. Puede que hagan lo que el médico les diga porque temen que si no lo hacen, el padecimiento evitará que tengan una erección. Pero la enfermedad prostática no causa impotencia—los tratamientos sí. Pueden dañar las venas o arcos neurales que van al pene, dificultando o imposibilitando la erección.

Luego del diagnóstico inicial, la mayoría de los hombres tienen suficiente tiempo para considerar las opciones de tratamiento. A diferencia de otros tipos de cáncer, el cáncer de próstata en general tiene una progresión relativamente lenta. El Dr. Michael Barry, jefe de medicina general del Massachusetts General Hospital, encontró en 2004 que mueren más hombres con cáncer de próstata que del cáncer de próstata, ya que algunos tumores son pequeños y crecen de forma muy lenta, y no ponen jamás en peligro la vida del hombre. La Dra. Grace Lu-Yau, de la Robert Wood Johnson Medical School, llevó a cabo un estudio que arrojó que la gran mayoría de los pacientes de próstata morirán por otra

Enterarse De Que Tiene Cáncer De Próstata

causa, y que un gran número se desarrolla bien sin ningún tratamiento inicial y, en efecto, sin tratamiento a largo plazo.

De hecho, según el National Cancer Institute, casi todos los hombres diagnosticados de cáncer de pulmón muere de éste, pero sólo 226 de cada 100 000 hombres con cáncer de próstata mayores de 65 años mueren de cáncer de próstata. Aunque las opciones varían según sus circunstancias, usted puede utilizar este enfoque de tres pasos para obtener el tratamiento apropiado en cuanto sus análisis den un resultado positivo.

Paso 1. Evalúe la Situación El proceso de recibir un diagnóstico de cáncer de próstata difiere para cada hombre. Así que cuando una prueba de monitoreo da un resultado positivo, haga muchas preguntas. Entre las más importantes: ¿Qué pruebas o exámenes adicionales necesito para determinar de manera definitiva que tengo cáncer? Puede que necesite hasta tres pruebas, generalmente en este orden: un examen rectal digital (DRE), la prueba de sangre del antígeno prostático específico (APE) y una biopsia, en la cual se toma y examina una muestra de tejido. Generalmente, éstas las lleva a cabo su médico primario o un urólogo, especializado en problemas de los sistemas urinarios y reproductivos. A veces, los resultados de las pruebas son inciertos y necesitan ser repetidos. Lleve consigo a un familiar o a un amigo cuando reciba los resultados de una biopsia—la información puede ser abrumadora. Esa persona debe estar dispuesta a ser su "compañero de tratamiento", capaz de actuar como un segundo par de ojos u oídos, hacer preguntas, revisar la información con usted y acompañarle en subsecuentes visitas al médico. Cuando tenga que ir solo a una consulta, lleve siempre una libreta o una grabadora. Una biopsia con resultado positivo de cáncer incluye evaluaciones en "escala" o "gradación" sobre la seriedad de tu condición. La "escala" para el cáncer, conocida como la Escala Gleason, refleja la probabilidad de que crezca y se disemine con rapidez: 2-4 ligeramente agresivo; 5-7 moderadamente agresivo; 8-10 muy agresivo.

Al cáncer se le asigna uno de cuatro "estadios" basado en la cantidad presente y hasta dónde se ha diseminado:

- **Estadio I**: Cáncer inicial que es demasiado pequeño para que el doctor lo sienta cuando le examine la próstata.
- **Estadio II**: El doctor puede sentir el tumor, pero está contenido dentro de la glándula prostática.
- **Estadio III**: El cáncer se ha diseminado a tejidos cercanos.
- **Estadio IV**: El cáncer se ha diseminado a los nódulos linfáticos, huesos, pulmones u otras áreas del cuerpo.

Paso 2: Busque una segunda opinión Pregúntele a su médico primario, urólogo o especialista de cáncer (en caso de que le envíen a consultar a uno inmediatamente) cuánto tiempo tiene para tomar una decisión. Recibir una segunda opinión de otro doctor es crítico para obtener la mejor atención médica. No se preocupe por molestar a su médico inicial: las segundas opiniones son un componente crucial y esperado del proceso médico. Los doctores pueden interpretar los datos de manera diferente, tienden a ser más conocedores sobre los tratamientos que han llevado a cabo, y pueden incluso apreciar la perspectiva adicional que viene con otras opiniones. Si le han dicho que su diagnóstico es serio, el factor tiempo es importante y puede que deba tomar una decisión más pronto. Buscar una segunda opinión luego de un diagnóstico de cáncer de próstata puede a veces marcar la diferencia entre una cirugía radical y lo que se conoce como "la espera vigilante": monitorear agresivamente

Enterarse De Que Tiene Cáncer De Próstata

tu condición antes de escoger una opción de tratamiento. En algunos casos, el doctor explica cómo llegó a su conclusión. Pídale también interconsultas para obtener un diagnóstico en común. Si le preocupa que los doctores sean amigos, pida una consulta con un oncólogo, un especialista en tratamiento de cáncer que no lleve a cabo la radiación o la cirugía pero pueda supervisar el tratamiento que le brinden otros especialistas.

Paso 3: Escoja una Estrategia de Tratamiento El tratamiento de cáncer de próstata no es el mismo para todo el mundo. Deberá escoger el mejor tratamiento para usted con la ayuda de su familia y uno o más doctores. Estos pueden incluir: un urólogo; un oncólogo, el especialista en cáncer que administra la quimioterapia y la terapia de hormonas, y que puede coordinar el tratamiento que le prescriban otros doctores; un cirujano oncológico, que lleva a cabo las cirugías para extirpar masas cancerosas o tumores; y un oncólogo especialista en radiaciones, que trata el cáncer con radiación. Los doctores deben considerar siempre la gradación y estadio de su cáncer, su edad y salud general, y sus valores y sentimientos con respecto a los beneficios y daños potenciales de cada opción. He aquí sus alternativas, de la más invasiva a la menos invasiva. Para más herramientas en las cuales basar su decisión de tratamiento, contacte a la American Cancer Society (ancer.org ó 800. ACS.1234).

CIRUGÍA La extirpación quirúrgica de toda la glándula prostática es conocida como una prostatectomía radical, en la cual se realiza una incisión debajo del ombligo o debajo del recto. Hay evidencias que muestran que los hombres que optan por esta cirugía tienen una mejor opción de supervivencia a largo plazo que otros que escogen otras opciones. Dado que la cirugía tiene los mejores resultados en mantener a los hombres libres de cáncer, continúa siendo el tratamiento que escogen muchos hombres. Por supuesto, mientras más del cáncer puedan los doctores sacar del cuerpo, mayores serán sus oportunidades de sobrevivir. El éxito también depende de la edad del paciente y de factores tales como si recibió terapia hormonal antes de la cirugía o terapias adicionales tales como radiación antes o después de la cirugía. Desafortunadamente, debido a que la cirugía puede dañar los nervios involucrados en la erección, también representa un mayor riesgo de impotencia y problemas con el funcionamiento de los intestinos. Después de la cirugía, puede hacer falta de uno a dos años de recuperación, aunque algunos hombres se recuperan antes. Dos nuevos procedimientos quirúrgicos ofrecen mayor precisión para minimizar el daño a los nervios: la cirugía laparoscópica permite al cirujano realizar varias incisiones diminutas, del tamaño de ojos de cerraduras, para extraer la próstata. Los procedimientos utilizando robots permiten a los cirujanos operar con la ayuda de "brazos" mecánicos mientras observan en una pantalla de video.

VENTAJAS DE LAS OPCIONES QUIRÚRGICAS:

- Se eliminan todas las células cancerosas que crecen en la próstata.
- Si el cáncer no se ha diseminado más allá de la próstata, hay un 90 por ciento de posibilidades de vivir 10 años más.

DESVENTAJAS:

- Como ocurre con cualquier cirugía compleja, existe la posibilidad de complicaciones tales como infección, neumonía, coágulos de sangre y otros problemas, así como la posibilidad de morir.
- La impotencia debido a daños nerviosos es común.
- Puede experimentar incontinencia por estrés, lo cual significa

Enterarse De Que Tiene Cáncer De Próstata

que no podrá controlar el flujo de orina cuando aumente la presión en la vejiga—cuando estornude, tosa, se ría o se levante, o incluso cuando simplemente esté parado o caminando.
- Incluso sin próstata, el cáncer puede aparecer en otras partes del cuerpo. Es imposible saber si alguna de las células cancerígenas se diseminó fuera de la próstata antes de ser extirpada.

RADIACIÓN La terapia de radiación utiliza altas dosis de radiación para tratar el cáncer. Es más efectiva cuando el cáncer de próstata no se ha diseminado fuera de la próstata o solamente hacia los tejidos más cercanos, o como una opción para ayudar a reducir el tamaño del tumor o reducir los síntomas cuando no es posible una cura. La radiación también se utiliza en hombres que no pueden optar por la cirugía debido a su edad, salud u opción personal. De cinco a ocho años después del tratamiento, las tasas de supervivencia de la terapia de radiación son iguales a las de cirugía cuando el tratamiento es para un cáncer que no se ha diseminado más allá de la próstata. Existen dos tipos de terapia de radiación: Radiación dirigida externa: La radiación se enfoca en la glándula prostática desde fuera del cuerpo—como recibir rayos X, pero por un tiempo más largo. Generalmente, se administran los tratamientos cinco días a la semana durante seis u ocho semanas en consulta externa. Cada sesión de tratamiento dura aproximadamente 15 minutos, y la mayoría de este tiempo se dedica a la preparación. Implantes de semillas: Este tratamiento, llamado braquiterapia, consiste en la implantación de semillas o granos radiactivos (aproximadamente del tamaño de granos de arroz) en o cerca del tumor de la próstata y se las deja ahí permanentemente. Después de varias semanas o meses, el nivel de radioactividad de los implantes disminuye y desaparece. Las semillas se quedan en la próstata, sin efectos a largo plazo.

VENTAJAS:

- A menudo se evita una cirugía mayor.
- Las tasas de problemas sexuales tales como la disfunción eréctil (DE) y los problemas urinarios son bajas.
- No hay estadía hospitalaria.
- No hay riesgo de complicaciones por anestesia.

DESVENTAJAS:

- En algunos pacientes, podría ocasionar impotencia hasta dos años después y puede ser un efecto secundario permanente.
- Si el cáncer de próstata no responde, no podrá ser tratado con radiación en el futuro.
- El funcionamiento de los intestinos puede no volver a la normalidad después de terminar el tratamiento.
- Debido a que los nervios que ayudan al hombre a tener una erección se encuentran junto a la próstata, la radiación puede dañarlos.

CRIOTERAPIA El tratamiento más moderno para el cáncer de próstata es la crioterapia. Esta estrategia consiste en congelar y luego descongelar los tejidos de la glándula prostática, deshidratando y destruyendo las células a través de un procedimiento de cirugía de mínimo acceso. Casi el 98 por ciento de los pacientes tratados con crioterapia continúan sin cáncer un año después y el 95 por ciento continúan vivos a los cinco años.

Enterarse De Que Tiene Cáncer De Próstata

VENTAJAS:

- La congelación activa anticuerpos que destruyen las células del cáncer.
- Es efectiva cuando falla la radiación.
- Puede ser utilizada si su estado de salud no le permite la cirugía.
- Poca pérdida de sangre en el proceso

DESVENTAJAS:

- Tratamiento nuevo, así que aún no se sabe mucho sobre su efectividad a largo plazo.
- Pocos urólogos están formados en su uso.
- No es efectivo en el cáncer de próstata de estadio avanzado.
- Impotencia temporal

QUIMIOTERAPIA La quimioterapia es un tratamiento médico utilizado para matar las células del cáncer o evitar que se diseminen. Este tratamiento es una opción para los hombres cuyo cáncer de próstata se ha diseminado (metastatizado) a otras partes del cuerpo, o para aquellos que han utilizado la terapia hormonal (ver debajo) para detener el crecimiento del cáncer. Los medicamentos usados en la quimioterapia generalmente se inyectan en la sangre, después de lo cual viajan por el cuerpo, atacando las células del cáncer donde las encuentren.

VENTAJAS:

- Reduce las probabilidades de que el cáncer regrese si se utiliza después de otro tratamiento para el cáncer de próstata, tales como cirugía o terapia hormonal (ver debajo).
- Ralentiza el crecimiento del cáncer.

- Puede ser utilizada en combinación con la terapia hormonal.
- Alivia el dolor si el cáncer se ha diseminado en los huesos.

DESVENTAJAS:

- Debilita el sistema inmunológico y aumenta la probabilidad de infecciones.
- A menudo causa náusea y vómitos.
- Frecuentemente hay pérdida de peso.
- Comezón y pérdida de sensibilidad en las manos y pies.

TERAPIA HORMONAL La terapia hormonal mata las células del cáncer al ralentizar o detener la producción de la hormona masculina testosterona, vital para el crecimiento y función de una próstata normal, pero que automáticamente alimenta las células del cáncer porque no puede distinguir entre ellas y las células sanas. Se administra una serie de inyecciones cada tres, cuatro, seis y 12 meses. Aunque la terapia hormonal encoge el cáncer de próstata avanzado en un 85 a 90 por ciento de los pacientes, no cura la enfermedad. Además, los efectos duran solamente de 24 a 36 meses.

VENTAJAS:

- Encoge los tumores.
- Ralentiza el crecimiento del cáncer.
- Disminuye el conteo de APE.

DESVENTAJAS:

- Disminuye el deseo sexual.
- Inflamación o sensibilidad del tejido del pecho
- Estreñimiento o diarrea. Disminuye o desaparece el apetito.

Enterarse De Que Tiene Cáncer De Próstata

ENSAYOS CLÍNICOS Un ensayo clínico es un estudio de investigación en el cual se administran medicamentos o tratamientos aún no aprobados por la FDA para el cáncer de próstata. Estos tratamientos son experimentales y a veces se administra un placebo (píldora de azúcar) y no el medicamento real, así que antes de firmar es importante preguntar si recibirá el tratamiento o solamente serás observado. Muchos ensayos clínicos dividen a los pacientes en dos grupos, uno de los cuales recibe el tratamiento o medicamento real y el otro recibe la píldora de azúcar, para comparar los resultados.

VENTAJAS:

- Acceso a doctores de primera en el campo de la investigación del cáncer de próstata
- Posibles beneficios de los medicamentos o tratamientos aún no disponibles para otros pacientes

DESVENTAJAS:

- Puedes recibir un tratamiento que no aporta beneficios
- Como tu tratamiento no está aprobado, puedes experimentar efectos secundarios desconocidos

MEDICINA COMPLEMENTARIA Y ALTERNATIVA (MNT) Muchas personas están recurriendo a las plantas medicinales y suplementos para tratar sus problemas de salud, incluyendo el cáncer de próstata. Aunque las investigaciones actuales del National Institute of Health sugieren que algunos nutrientes específicos como la Vitamina E pueden prevenir el cáncer, no se ha demostrado que algún tratamiento de MNT trate o cure el cáncer. Además, no siempre es fácil distinguir cuáles productos pueden ser poco seguros, interactuar negativamente con otros medicamentos o afectar el cáncer en general, así que es mejor hablar con su doctor o especialista en medicina natural antes de ingerir cualquier producto dietético o planta medicinal. Recuerde que los suplementos y plantas medicinales no están aprobados por la FDA para el tratamiento de cáncer.

VENTAJAS:

- Puede ayudar a aliviar los efectos secundarios del tratamiento del cáncer, tales como la náusea, el dolor y la fatiga.

DESVENTAJAS:

- Puede interferir con el efecto positivo que tengan sobre su cuerpo otros medicamentos que esté tomando.

ESPERA VIGILANTE Muchos cánceres de próstata son pequeños y crecen con lentitud. Si ese es su diagnóstico, puede que no sea necesario tratar su cáncer de próstata. Durante la espera vigilante, no usted recibirá tratamiento, pero deberá ver a su doctor cada tres o seis meses para hacerse un conteo de APE y un examen rectal digital. Si continúa sin señales de que el cáncer esté creciendo, puede seguir sin tratamiento. Los mejores candidatos para la espera vigilante son los hombres mayores de edad cuyos tumores son pequeños y crecen lentamente, como lo indican sus bajas escalas y bajo estadio, ya que la mayoría de los hombres con cáncer de próstata mueren por otra causa.

VENTAJAS:

- No existen los problemas de recuperación o las complicaciones de otros tratamientos.

Enterarse De Que Tiene Cáncer De Próstata

DESVENTAJAS:

- El cáncer de próstata puede crecer y diseminarse fuera la próstata antes de tu próxima visita al doctor.

¿TODAVÍA PODRÁ TENER ERECCIONES?

Los riesgos de impotencia varían según el procedimiento; la cirugía y la radiación presentan el mayor riesgo. Si escoges la cirugía, los estudios muestran que las tasas de impotencia oscilan de menos del 15 por ciento a más del 80 por ciento, en dependencia de su edad y de la experiencia del cirujano. Aunque la radiación causa menos impotencia, la cirugía tiene mayores tasas de supervivencia más allá de 10 años. La terapia hormonal no causa impotencia, pero puede afectar tu deseo sexual al eliminar la testosterona, la hormona que controla el impulso sexual masculino. En la mayoría de los casos, esto puede tratarse con medicamentos para la disfunción eréctil.

La quimioterapia puede afectar su capacidad de tener y mantener una erección, pero por lo general esto es temporal. Deberá recuperar tu función sexual unas semanas después de terminar el tratamiento. Las tasas de éxito con medicamentos para la disfunción eréctil tales como el Viagra son mayores en pacientes más jóvenes y funcionan mejor si no tiene un historial de tabaquismo, hipertensión, hipercolesterolemia o enfermedad coronaria arterial.

Además, no se sorprendas si usted y tu doctor tienen ideas diferentes de lo que constituye una erección. A medida que vas recuperando tu fuerza sexual total, habla con tu urólogo acerca de la terapia de rehabilitación del pene. Esto involucra un implante o bomba que ayuda a conseguir la erección, y se utiliza en hombres que no responden a los medicamentos orales contra la impotencia.

SOBRE LOS MONITOREOS DE CÁNCER DE PRÓSTATA

Para ser una glándula tan pequeña (es aproximadamente del tamaño de una nuez), la próstata tiene un trabajo muy importante. Si un hombre no tuviera próstata, los espermatozoides no podrían sobrevivir. El objetivo principal de la próstata es producir fluidos y otros compuestos que ayudan a la supervivencia de los espermatozoides.

El cáncer de próstata afecta a muchos hombres cada año. Los monitoreos incluyen un examen digital rectal, pruebas para medir el antígeno prostático específico (APE), y la ultrasonografía transrectal (UTR). Cada una de estas pruebas requiere menos de una hora.

La vieja pregunta es: "¿Son efectivas?"

Una nueva investigación de la Mayo Clinic ha estudiado la asociación entre los niveles de antígeno prostático específico (APE) y el tamaño de la próstata, y descubierto que la evaluación anual de crecimiento de la próstata no es necesariamente una predicción de la aparición de cáncer de próstata. Sin embargo, el estudio sugiere que si los niveles de APE de

La Información Es La Mejor Medicina

un hombre crecen con rapidez, es razonable llevar a cabo una biopsia de próstata para determinar si existe cáncer de próstata. Los investigadores se encuentran trabajando en el desarrollo de métodos efectivos para realizar los monitoreos de cáncer de próstata. Sin embargo, aún no se ha demostrado que el pesquizaje de cáncer de próstata disminuya las probabilidades de morir de éste.

El cáncer de próstata es el tipo de cáncer más común en los hombres norteamericanos, aparte del cáncer de piel. La American Cancer Society estima que este año habrán 179 000 nuevos casos de cáncer de próstata en los Estados Unidos, y que alrededor de 37 000 hombres morirán de esta enfermedad. Para un hombre norteamericano, el riesgo de morir de cáncer de próstata es de 3,4%.

Aunque los hombres de cualquier edad pueden desarrollar cáncer de próstata, es más común en hombres mayores de 50 años. De hecho, más de 8 de cada 10 hombres con cáncer de próstata tiene más de 65 años de edad.

Los hombres afro-norteamericanos tienen un mayor riesgo que los hombres blancos. Los hombres con una historia familiar de cáncer de próstata también presentan un riesgo mayor. Una historia familiar significa que tu padre o un hermano hayan tenido cáncer de próstata.

La glándula prostática es parte del sistema reproductivo masculino. La próstata fabrica un fluido que se mezcla con los espermatozoides y otros fluidos durante la eyaculación. Una próstata normal es aproximadamente del tamaño de una nuez.

Su doctor puede examinarle la próstata insertando algunas pulgadas dentro del recto un dedo dentro de un guante lubricado para tocar tu glándula prostática. Esto se llama examen digital rectal. Una próstata

Sobre Los Monitoreos De Cáncer De Próstata

normal se siente firme al tacto. Si hay partes duras en la próstata, su doctor puede sospechar que haya cáncer. Una prueba más sensible mide el antígeno prostático específico, o APE, una proteína elaborada por la glándula prostática. Un nivel elevado indica anormalidad en la próstata.

Un nivel elevado de APE puede deberse a una hipertrofia benigna de la próstata (una próstata que se ha engrandado), lo cual afecta a casi todos los hombres cuando envejecen. También puede ser una señal de prostatitis, una inflamación de la próstata. Ambos padecimientos pueden o no necesitar tratamiento, en dependencia de la severidad de los síntomas. Ninguno es potencialmente fatal. Pero un nivel alto de APE podría indicar cáncer.

Una prueba anormal de APE a menudo es seguida de una biopsia para determinar la presencia de cáncer. En años recientes, los profesionales de la salud han cuestionado el hecho de que la prueba de APE sea una manera efectiva de detectar el cáncer de próstata. ¿Se le escapan muchos cánceres? ¿Conlleva demasiadas biopsias innecesarias? ¿Existe una manera mejor de determinar la existencia de cáncer de próstata?

Aunque la prueba de APE no es perfecta, es la mejor que existe actualmente para la detección temprana del cáncer de próstata. El antígeno prostático específico (APE) es una proteína fabricada por la próstata. Normalmente, debe haber muy bajos niveles en la sangre. Niveles crecientes de APE en sangre indican un problema con la próstata, que puede ser cáncer pero también puede ser una hiperplasia benigna de próstata (HBP).

Aunque la prueba de APE se considera un gran paso de avance para diagnosticar el cáncer de próstata de estadio inicial, tiene algunas desventajas. Los siguientes resultados son los que se encontrarían en el caso de 100 hombres mayores de 50 años si se les hace a todos la prueba de APE.

La Información Es La Mejor Medicina

Diez de los 100 hombres tendrían un nivel de APE por encima de lo normal (más de 4.0). Los 10 hombres necesitarían más pruebas para aclarar esta anomalía.

- Tres de los 10 hombres tendrían cáncer de próstata.
- Siete de los 10 hombres no tendrían cáncer de próstata. Tendrían un nivel de APE elevado por otras razones—probablemente hiperplasias benignas de la próstata (HBP).
- Noventa de los 100 hombres tendrían niveles de APE en el rango de lo normal (menos de 4.0).
- Uno o 2 de estos 90 hombres tendrán un cáncer de próstata que pone sus vidas en riesgos.

Esto muestra que las pruebas de APE son moderadamente sensibles. De 100 hombres con cáncer de próstata, detectará sólo a unos 70. Pero la prueba de APE tiene un bajo valor predictivo positivo. Sólo 3 de cada 10 resultados positivos corresponderán a cáncer; y 7 de cada 10 resultados positivos de APE (ej., más de 4.0) serán resultados positivos falsos; esto significa que a 2 de cada 3 hombres a quienes les digan que podrían tener cáncer, no lo tendrán. Cuando el APE es mayor de 10.0, la prueba es más precisa. ¡Hay una probabilidad de 50/50 de tener cáncer con ese nivel de APE!

Otros detalles que usted y su doctor podrían tener en cuenta:

- **Su edad.** Los doctores pueden usar rangos de APE ajustados a la edad para explicar el incremento natural de APE con la edad antes de considerar llevar a cabo más exámenes.
- **El tamaño de su próstata.** La Densidad de APE es una medida relacionada con el tamaño de la próstata que relaciona el nivel

Sobre Los Monitoreos De Cáncer De Próstata

de APE al tamaño de la próstata, y justifica el aumento del APE causado por el aumento de tamaño de la próstata.
- **Su peso.** El Índice de Masa Corporal, una medida de obesidad, también puede ser un factor. La relación entre obesidad y los niveles bajos de APE pueden contribuir a que los doctores fallen en detectar los casos tempranos de cáncer de próstata en hombres obesos.
- La **Eyaculación** en las 48 horas antes de recibir la prueba de APE también puede resultar en niveles más altos de APE.

Se han realizado correcciones en las pruebas de APE para reducir el número de resultados positivos falsos. Si su nivel de APE es alto, pida a su médico principal que discuta su riesgo de cáncer y el posible uso de otras evaluaciones de APE antes de realizar una biopsia. Los hombres deberían recibir instrucciones acerca de los beneficios y riesgos de la detección y tratamiento de un tumor indolente (este cáncer puede no haber causado síntomas). El tratamiento puede causar problemas urinarios y sexuales.

Recuerde que el objetivo final de las pruebas de APE *no es* decidir quién debe recibir una biopsia y quién no. Es salvar vidas.

EL CÁNCER DE MAMA Y EL MEDIOAMBIENTE

Muchos de los factores de riesgo conocidos para el cáncer de mama—tales como el inicio temprano del ciclo menstrual, la menopausia tardía, no tener hijos o retardar la maternidad—son aquellos que las mujeres no pueden cambiar. Y estos riesgos conocidos no explican todos los casos de cáncer de mama. Simplemente no sabemos tanto como deberíamos acerca de uno de los factores de riesgo que ha sido pasado por alto.

Aunque la American Cancer Society estima que la contaminación medioambiental es la causa del 6% de todas las muertes por cáncer—o unas 34 000 vidas al año—no brinda consejos específicos acerca de cuáles productos químicos evitar para reducir el riesgo de cáncer de mama.

Ahora, muchas personas se encuentran analizando nuestro cada vez más contaminado medioambiente como posible culpable. La incidencia de cáncer de mama ha aumentado en los Estados Unidos desde la Segunda Guerra Mundial, cuando la industria comenzó a bombear plaguicidas,

El Cáncer De Mama Y El Medioambiente

plásticos, disolventes y otros productos químicos, dejando residuos en el aire, el agua y la tierra. Los estudios de laboratorio sugieren que muchos de esos productos químicos pueden causar tumores de mama, aumentar su crecimiento, o hacer que las glándulas mamarias sean más vulnerables a los carcinogénicos.

La posibilidad de que una mujer contraiga cáncer de mama durante su vida es de 1 en 8—lo cual representa un aumento dramático desde los años 1930, cuando los primeros datos fiables de incidencia de cáncer fueron establecidos. Solamente entre 1973 y 1998, las tasas de incidencia de cáncer de mama en los Estados Unidos aumentaron en más del 40 por ciento. Increíblemente, la creciente incidencia de cáncer de mama desde los 30 es paralela a la proliferación de los químicos sintéticos. Hoy, aproximadamente 85 000 químicos sintéticos están registrados para su uso en los Estados Unidos, y en más del 90 por ciento de los casos jamás se ha comprobado su efecto en los seres humanos.

Los Estados Unidos han tenido un descenso en la incidencia del cáncer de mama en 2003 y 2004; este cambio se atribuye principalmente a que las mujeres en la post-menopausia han descontinuado la terapia de reemplazo de hormonas, luego de que las investigaciones mostraran que puede causar cáncer de mama.

Un informe del Breast Cancer Fund presenta un resumen integral de datos científicos sobre las causas medioambientales del cáncer de mama. El informe cataloga la creciente evidencia que relaciona el cáncer de mama, entre otros factores, a las hormonas sintéticas en los productos farmacéuticos, cosméticos y la carne; los plaguicidas en la comida; los disolventes en los productos de limpieza del hogar; el BPA en los envases de comida; los retardadores de incendio en los muebles; y la radiación en

La Información Es La Mejor Medicina

los tratamientos médicos. El informe también subraya los impactos en las poblaciones más vulnerables (incluyendo niños, mujeres embarazadas, mujeres afro-norteamericanas y trabajadores de fábricas).

Un número de estudios sugieren que tales planteamientos no carecen de base. A nivel nacional, un estudio de 1987 de la United Church of Christ's Commission on Racial Justice encontró que las personas negras tenían cuatro veces más probabilidades que las blancas de vivir en áreas donde hay desechos tóxicos y peligrosos. Una investigación en 1992 del *National Law Journal* encontró que cuando el gobierno hace cumplir las leyes medioambientales y multa a las compañías, las multas son muchos mayores en las comunidades blancas que en las negras. En Luisiana, informes del US Commission on Civil Rights y un informe no público del US Environmental Protection Agency (EPA) Region Six, plantean su preocupación sobre el emplazamiento de las plantas químicas y su posible impacto sobre la salud de los vecinos, que son principalmente personas de color.

Estos informes, y un número de actividades llevadas a cabo a nivel nacional por grupos de justicia medioambiental, llevaron al Presidente Clinton a firmar, en 1993, una orden ejecutiva en la que orientaba a las agencias federales a considerar políticas contra el impacto desproporcionado sobre las personas de color. Como parte de esos esfuerzos, la Administración de Clinton organizó la Oficina de Justicia Medioambiental en la EPA.

He aquí 9 consejos de **prevención medioambiental** de Cáncer de Mama que he encontrado:

El Cáncer De Mama Y El Medioambiente

1. **Evite**: cosméticos, productos para la piel o bloqueadores solares tóxicos.

   ¿Por qué?: Desafortunadamente, estos productos contiene carcinogénicos, dehiscentes de hormonas y una larga lista de otros ingredientes que pudieran estar relacionados con ciertos tipos de cáncer.

   Escoja: Bloqueadores solares y productos para el cuidado de la piel que sean saludables.

2. **Evite**: todos las cazuelas y sartenes cubiertas de Teflón o de superficie no adhesiva.

   ¿Por qué?: A 360º C, las cazuelas de Teflón liberan al menos 6 gases tóxicos, incluyendo dos carcinogénicos, dos contaminantes globales y MFA, una sustancia química letal para los humanos en dosis pequeñas.

   Escoja: Cocinar con cazuelas de hierro o acero inoxidable de alta calidad.

3. **Evite**: Fumar, ser fumadora pasiva y el humo de tubos de escape (evite el Hidrocarbono Aromático Policíclico, también conocido como HAP).

   ¿Por qué?: Los productos químicos en los cigarrillos y el humo del cigarrillo contienen venenos, carcinogénicos y metales pesados tóxicos.

   Escoja: Aire limpio

4. **Evite**: El lavado en seco tóxico que contiene PERC (percloroetileno)

¿Por qué?: La EPA identifica el PERC como una toxina humana conocida. Generalmente entra el cuerpo a través de la inhalación y se almacena en los tejidos adiposos, afecta la función neurológica y aumenta el riesgo de cáncer.

Escoja: Empresas ecológicas de lavado en seco.

5. **Evite**: La exposición al BPA (bisfenol A) en los plásticos.

¿Por qué?: La exposición prenatal al BPA puede estar relacionada con los cánceres hormonales en adultos, tales como el cáncer de mama y el de próstata.

Escoja: Biberones para la leche y el agua de cristal, y que no contengan BPA, y comida que no contenga BPA.

6. **Evite:** Ser una sedentaria, vivir sin moverse.

Escoja: Hacer ejercicios diariamente—ya sea caminar, correr, yoga… usted decide.

¿Por qué?: Reduce el riesgo de cáncer de mama al disminuir los niveles de estradiol y progesterona, dos hormonas del ovario relacionadas con la producción de tumores de cáncer de mama.

7. **Evite:** Agua tóxica.

¿Por qué?: Casi todas las aguas contienen arsénico, flúor, cloro y otras toxinas poco saludables.

Escoja: Agua potable filtrada.

El Cáncer De Mama Y El Medioambiente

8. **Evite**: Plaguicidas y herbicidas tóxicos.

¿Por qué?: Los productos utilizados comúnmente para cuidar los céspedes contienen dehiscentes endocrinos y carcinógenos, los cuales están implicados en el aumento del riesgo de cáncer de mama, así como otros problemas de salud.

Escoja: Plaguicidas naturales, que no contengan dehiscentes endocrinos o carcinógenos.

9. **Evite**: Comida tóxica.

¿Por qué?: La comida se sobre-procesa con aditivos, preservativos, plaguicidas venenosos, fungicidas y metales pesados, y como resultado tiene muy poco valor nutricional. Las personas están comiendo productos en lugar de comida completa o integral.

Escoja: Comida orgánica integral.

Los pobres tienen más probabilidades de estar expuestos no sólo a la peor calidad, el peor ruido, la peor agua y los desechos tóxicos y otras toxinas, sino también, y con una relevancia particular, al medio ambiente de baja calidad en sus hogares, en la escuela, en el trabajo y en el vecindario de manera diaria. Los pobres, especialmente los pobres no blancos, están expuestos de manera desproporcionada en este país a condiciones medioambientales de mala calidad y poco saludables.

Sabemos que la exposición de por vida al estrógeno es un factor de riesgo, así que, por lógica, si tenemos productos químicos que están creando más estrógeno, el riesgo aumenta.

LOS HOMBRES PUEDEN APOYAR A UNA MUJER CON CÁNCER DE MAMA

Como ya todos sabemos, octubre es el Mes de Concientización sobre el Cáncer de Mama. Lo que muchos no parecen entender es que los hombres también adquieren cáncer de mama. Pero, y esto es más importante, los hombres juegan un papel clave cuando el cáncer de mama golpea a una mujer. Desafortunadamente, muchos hombres no tienen la menor idea de cómo apoyar a una mujer durante este período crítico en su vida.

Cada tres minutos, en alguna parte de Estados Unidos, a una mujer se le informa que tiene cáncer de mama.

Eso se traduce en una de cada ocho mujeres norteamericanas—o más de 184 000 mujeres en 2008. El cáncer de mama es una de esas enfermedades para las cuales no existe una fórmula sencilla de tratamiento.

En términos simples, el cáncer de mama es el cáncer que se produce

Los Hombres Pueden Apoyar A Una Mujer Con Cáncer De Mama

en el tejido de la mama. Si se extiende, esas células de cáncer de mama pueden instalarse en el tejido del pulmón, el hígado, los huesos y el cerebro. El tratamiento es muy individualizado, basado en la edad de la mujer, el tamaño del tumor, si se encuentra en los nódulos linfáticos, y si es un receptor positivo de estrógenos.

El cáncer a menudo se genera en los tejidos de la mama, generalmente en los conductos (tubos que llevan la leche al pezón) y los lóbulos (las glándulas que producen la leche). Ocurre tanto en hombres como mujeres, aunque el cáncer de mama en hombres es poco frecuente.

El cáncer de mama comienza en una célula, que se divide y multiplica de manera no controlable. Una pequeña masa de células de cáncer es demasiado pequeña para sentirla, así que en sus etapas más tempranas el cáncer de mama generalmente no presenta síntomas. Una mamografía puede detectar el cáncer antes de que se sienta la masa; por eso es tan importante hacerse la mamografía anual.

Desafortunadamente para la mayoría de los hombres, son altas las probabilidades de que en algún momento de su futuro alguien que ellos conozcan tendrá esta enfermedad.

La mayoría de los hombres tiene que deducir por sí solos cómo ayudar a sus esposas, madres, hermanas, hijas, tías, primas, colegas o amigas—por no mencionar cómo lidiar con sus propios miedos y frustraciones.

Para muchos hombres, el mayor reto es lidiar con el hecho de que esto no lo pueden "arreglar". Lo más importante que un hombre debe aceptar en su viaje por el cáncer de mama junto a la mujer que ama, es que él no lo puede arreglar todo, pero debe estar disponible para escuchar, asistir, alentar y simplemente estar a su lado—en otras palabras, amarla más.

A menudo, los hombres no escuchan. Juegan el juego de la negación.

La Información Es La Mejor Medicina

No quieren admitir lo serio que es. Lidian con sus miedos trabajando más, quedándose hasta tarde en el trabajo, encerrándose en su oficina en la casa. No quieren lidiar con sus esposas. Quieren que ella trabaje tanto como solía hacerlo. Pero usted no puede fingir que no ha pasado nada. No va a tener la vida que quería tener. Se enfrentará a su cirugía, quimioterapia y/o radiación.

Una de las cosas en que mejor la puede ayudar usted es conseguirle información. Puede que ella se esté sintiendo demasiado confundida y en estado de shock para hacerlo ella misma. Pero no haga de esto una excusa para darle consejos—sólo actúe como una vía para brindarle hechos y déjala pensar en ellos por sí misma.

En cuanto a los tratamientos, puede que ella no tome necesariamente la misma decisión que tomaría usted. Puede que ella escoja la cirugía cuando usted haría otra cosa. Recuerde que es su vida, no la de usted, así que apoye su decisión.

Ella no será la única que necesite apoyo.

No exagere, y sea realista acerca de lo que puede hacer. Asegúrese de tener ayuda para sobreponerse al miedo que siente por la enfermedad de ella. Mantener una dieta adecuada puede marcar la diferencia para ayudarle a tener la energía, tanto física como emocional, para ser un cuidador efectivo. Además, por supuesto, aléjese del alcohol y cualquier otro método "artificial" que crea que le ayuda a "escapar" por un rato. Los alivios inducidos por la química no le ayudarán a corto o largo plazo.

Como usted sin duda habrá escuchado incontables veces: "¡Ejercicios! Conviértalos en parte de su vida diaria, como lavarse los dientes. Aunque sólo sea 15 minutos al día, hágalo. Usted y su familia cosecharán los beneficios que les brindarán el ejercicio y una dieta apropiada".

Los Hombres Pueden Apoyar A Una Mujer Con Cáncer De Mama

Eso no significa que se convierta en Jack Lelane, pero necesitará prestar atención especial a su bienestar tanto como al de su ser amado. Después de todo, si no se ocupas de usted mismo, ¿cómo podrá ocuparse de ella?

No se puede prevenir el cáncer de mama. Una mujer puede tener un estilo de vida saludable: hacer ejercicios, mantener su peso, beber muy poco o nada. Eso ayuda a disminuir el riesgo. Pero el mayor factor de riesgo para el cáncer de mama es el sexo y la edad, ninguno de los cuales es controlable.

Y, aunque el cáncer de mama no puede ser prevenido, detectarlo de forma temprana puede disminuir su seriedad. Eso significa que las mujeres deben ser diligentes en notar cualquier cambio en sus mamas, en sus mamografías regulares, una vez que hayan pasado de los 40 años.

En años recientes, ha habido una explosión de avances en los tratamientos contra el cáncer de mama que pueden salvar vidas, lo cual ha traído como consecuencia nuevas esperanzas y entusiasmo. En lugar de una o dos opciones, existe hoy día un sobrecogedor menú de opciones de tratamientos que luchan contra la compleja mezcla de células en cada cáncer individual.

El cáncer de mama, aún cuando el tratamiento es exitoso, perdura en la vida de una mujer por un largo tiempo.

Hablar sobre el cáncer de una mujer es un tema sensible, pero todos los hombres desean ayudar. Sin embargo, los hombres a menudo se preocupan de no hacerlo "bien". Como resultado, el tiempo pasa, y para evitar hacerlo "mal", a menudo no hacemos absolutamente nada.

Tenga en mente estos consejos:

La Información Es La Mejor Medicina

- Escuche sin juzgar.
- Sea tan abierto como le resulte posible. Si tiene miedo, dígalo. Si desea llorar, llore.
- Acompáñela siempre que pueda a las consultas con el doctor. Si no puede ir, asegúrese de que vaya otra persona para que ella no esté sola.
- Haga que sus estadías en el hospital sean cómodas—lleve los libros o videos que le gusten y dele unos toques personales al cuarto.
- Cuídese usted para que pueda ocuparse de su familia.

COMPRENDER LA QUIMIOTERAPIA

La quimioterapia es el uso de medicamentos anti-cancerígenos (citotóxicos) para destruir las células de cáncer (incluyendo la leucemia y los linfomas). Existen más de 50 medicamentos de quimioterapia y algunos se utilizan solos, pero a menudo se combinan varios de ellos (conocido como quimioterapia combinada).

El tipo de tratamiento que le ofrezcan para su cáncer depende de muchas cosas, en particular, del tipo de enfermedad que tenga, dónde comienza en el cuerpo, cómo se perciben las células bajo el microscopio, y hasta dónde se han esparcido, si lo han hecho.

La quimioterapia puede ser aplicada por sí sola para tratar algunos tipos de cáncer. A veces puede ser utilizada junto a otros tipos de tratamiento tales como cirugía, radioterapia, inmunoterapia, o una combinación de éstas.

Los medicamentos de la quimioterapia interfieren con la capacidad de la célula de cáncer de dividirse y reproducirse. A medida que la sangre transporta los medicamentos, pueden llegar a las células cancerígenas de todo el cuerpo. Las células saludables pueden reparar el daño causado por la quimioterapia pero las células del cáncer no, y a la larga mueren.

La quimioterapia debe ser planificada cuidadosamente para que destruya más y más células de cáncer en cada tratamiento, pero no destruya las células y tejidos normales.

Existen varias razones por las cuales un doctor puede decidir que una persona debe considerar el tratamiento de quimioterapia:

- **Para curar el cáncer**—en algunos tipos de cáncer la quimioterapia probablemente destruya todas las células cancerígenas y cure la enfermedad.
- **Para reducir la probabilidad de que el cáncer regrese**—la quimioterapia puede ser aplicada después de la cirugía o la radioterapia para que, si quedara alguna célula, pero son demasiado pequeñas para ser vistas, la quimioterapia pueda destruirlas.
- **Para encoger un cáncer y prologar la vida**—si la cura no es posible, se puede aplicar la quimioterapia para encoger y controlar un cáncer, o reducir el número de células cancerígenas, e intentar prolongar una buena calidad de vida.

Ahora, ésta es la parte que ocasiona que muchas personas vean la quimioterapia como una opción indeseable.

Sí, hay efectos secundarios potenciales, y antes de que usted o un ser amado se decidan en contra de ella, asegúrese de comprender bien los efectos secundarios. Entonces, y sólo entonces, puede sopesar los pros y los contras en su caso específico.

La quimioterapia puede reducir el número de células sanguíneas que produce la médula. La médula es un material esponjoso que rellena los huesos y contiene células madre, que normalmente se desarrollan y se convierten en los tres tipos diferentes de célula sanguínea.

Las células producidas por la médula:

1. Los glóbulos blancos son esenciales para combatir las infecciones.
2. Los glóbulos rojos contienen hemoglobina, que transporta el oxígeno por todo el cuerpo.
3. Las plaquetas asisten en la coagulación de la sangre y evitan las hemorragias.

Si el conteo de glóbulos blancos en sangre es bajo, habrá más probabilidades de contraer una infección, ya que hay menos glóbulos blancos para combatir las bacterias.

Algunos medicamentos de quimioterapia pueden provocar náuseas, o incluso vómitos. Muchas personas no experimentan ningún malestar durante su quimioterapia. Ahora existen muchos tratamientos efectivos para prevenir y controlar el malestar, y éste ya no es un problema tan grande como en el pasado. Si tiene malestar, generalmente comenzará de unos minutos a varias horas después de la quimioterapia, en dependencia de los medicamentos administrados. El malestar puede durar varias horas o, en casos más raros, varios días.

Algunos medicamentos de quimioterapia pueden reducir el apetito durante un tiempo. Algunos medicamentos de quimioterapia pueden afectar el endotelio del sistema digestivo y esto puede provocar diarreas durante unos días. No tan a menudo, algunos medicamentos de quimioterapia pueden causar estreñimiento.

Si tiene diarrea o estreñimiento, o está preocupado por los efectos de la quimioterapia en su sistema digestivo, vea a su doctor para discutir cualquier problema que pueda tener.

La quimioterapia puede alterar el sentido del gusto; la comida puede saber más salada, amarga o metálica. El gusto volverá a la normalidad después de terminado el tratamiento con quimioterapia.

La pérdida del cabello es uno de los efectos secundarios más conocidos de la quimioterapia. Algunos medicamentos no causan pérdida del cabello, o la cantidad de cabello que se pierde es tan pequeña que apenas se hace notar. Si hay pérdida de cabello, por lo general ocurre a las pocas semanas de comenzado el tratamiento, aunque muy ocasionalmente puede comenzar a los pocos días. También puede haber pérdida del vello axilar, corporal y púbico. Algunos medicamentos provocan también pérdida de las pestañas y las cejas. Si pierde el cabello como resultado de la quimioterapia, éste volverá a crecer una vez que haya terminado el tratamiento.

Algunos medicamentos pueden afectar la piel. Pueden provocar resequedad o un ligero descoloramiento. Nadar puede agravar los efectos, en especial si el agua contiene cloro. Deberá reportar a su doctor cualquier erupción. Los medicamentos también pueden provocar que la piel se vuelva más sensible a la luz del sol, durante y después del tratamiento. Proteja su piel llevando un sombrero, cubriendo la piel con ropa holgada y aplicando protector solar en las áreas expuestas.

Puede que las uñas crezcan más lentamente, y puede que note que aparecen unas líneas blancas transversales. Las uñas postizas o el esmalte de uñas pueden ocultar las líneas blancas. Las uñas pueden también volverse más frágiles y escamosas.

Algunos medicamentos de quimioterapia pueden afectar los nervios de las manos y los pies. Esto puede provocar hormigueo o entumecimiento, o una sensación como de agujas. Esto se conoce como neuropatía periférica. Algunos medicamentos pueden provocar sensaciones de ansiedad y agitación nerviosa, mareos, insomnio o dolores de cabeza. A algunas personas también les resulta difícil concentrarse.

Algunos de nuestros medicamentos de quimioterapia se derivan de plantas. Por ejemplo, la familia Vinca –Vincristina, Vinblastina– se deriva de la vincapervinca o hierba doncella. El Taxol también viene de una planta/árbol en la selva tropical del norte. Para aquellos a los que se les está administrando medicamentos de quimioterapia, las plantas también tienen efectos secundarios. Por lo tanto, es muy importante mantener informado a su equipo médico sobre los suplementos que está tomando.

LOS PELIGROS DE LA HIPERTENSIÓN

No tratarse la hipertensión incrementa los riesgos de enfermedad cardíaca, accidente cerebrovascular, problemas de los vasos sanguíneos y la circulación, problemas renales y del ojo, y muerte temprana. Se estima que 1 de cada 3 adultos norteamericanos padece de hipertensión.

La hipertensión a menudo es llamada la "muerte silenciosa", porque normalmente no presenta síntomas perceptibles hasta que surgen otros problemas serios. Por lo tanto, muchas personas con hipertensión no saben que la padecen. La hipertensión es un importante factor de riesgo de enfermedad cardíaca, la primera causa de muerte en los Estados Unidos. Puede provocar el endurecimiento o agarrotamiento de las arterias, lo que provoca un descenso del flujo de sangre al músculo cardíaco y otras partes del cuerpo. La falta de sangre al corazón puede provocar angina o un infarto cardíaco.

La tensión arterial es la fuerza de la sangre contra las paredes de la arteria. A menudo se escribe o se hace referencia a ella como dos números.

Los Peligros De La Hipertensión

El primer número, o el de arriba, representa la presión cuando el corazón se contrae. Ésta se llama presión sistólica. El segundo número, o el de abajo, representa la presión cuando el corazón descansa entre latidos. Ésta se llama presión diastólica.

La hipertensión es un importante factor de riesgo de fallo cardíaco, un padecimiento serio en el cual el corazón no puede bombear sangre suficiente para cubrir las necesidades del cuerpo. También es un importante factor de riesgo de infarto cerebral, la tercera causa de muerte en los Estados Unidos. Un infarto cerebral puede ser provocado por una ruptura o congestión de una arteria que suministra sangre y oxígeno al cerebro.

Además, la hipertensión puede resultar en daños al ojo, incluyendo ceguera. Los vasos sanguíneos de los ojos pueden romperse o reventar debido a la alta presión de la sangre, provocando deficiencias en la vista.

Si usted padece de diabetes, tiene al menos dos veces más probabilidades de sufrir o un infarto cerebral, que una persona que no padece de diabetes. Las personas diabéticas también tienden a desarrollar enfermedades cardíacas o a sufrir infartos cerebrales en edades más tempranas que otras personas. Algunos estudios sugieren que, si usted es de mediana edad y padece de diabetes de tipo 2, tienes las mismas probabilidades de sufrir un infarto cardíaco que una persona que ya ha sufrido uno.

Las personas diabéticas que ya han sufrido un infarto cardíaco corren un riesgo incluso más alto de sufrir un segundo. Además, los infartos cardíacos en personas diabéticas son más graves y tienes más probabilidades de causar la muerte. Altos niveles de glucosa en sangre pueden, a la larga, aumentar los depósitos de materiales grasos dentro de las paredes de los vasos sanguíneos. Estos depósitos pueden afectar la circulación sanguínea, y elevar las probabilidades de que se produzcan coágulos y endurecimiento de los vasos sanguíneos (ateroesclerosis).

Los infartos cerebrales se producen cuando el suministro de sangre al cerebro es cortado de repente, lo cual puede ocurrir cuando un vaso sanguíneo en el cerebro o el cuello se congestiona o revienta. Las células del cerebro quedan sin oxígeno y mueren. Los depósitos grasos o los coágulos de sangre –aglomeraciones gelatinosas de células sanguíneas– que estrechan o bloquean uno de los vasos sanguíneos del cerebro o el cuello son los causantes de la mayoría de los infartos cerebrales. Un coágulo de sangre puede permanecer allí donde se formó, o viajar dentro del cuerpo. Las personas diabéticas corren un riesgo más alto de infarto cerebral provocado por coágulos de sangre. Los infartos cerebrales también pueden producirse cuando sangra un vaso sanguíneo en el cerebro, llamado aneurisma. Es una rotura en un vaso sanguíneo, que puede ocurrir como resultado de una alta presión arterial o un punto débil en la pared del vaso.

Hay varios tipos de medicamentos que se utilizan para tratar la hipertensión. Frecuentemente, se utilizará más de un tipo. Es importante tomarlos según las indicaciones. Los medicamentos para la hipertensión se agrupan en uno de estos tipos:

- **Diuréticos** Trabajan en el riñón y expulsan del cuerpo el agua y el sodio acumulados. A menudo se les llama "pastillas de agua".
- **Betabloqueadores** Reducen los impulsos nerviosos al corazón y los vasos sanguíneos, lo cual provoca que el corazón lata más lento y con menos esfuerzo.
- **Inhibidores de la ECA (Enzima que convierte la angiotensina I en angiotensina II)** Relajan los vasos sanguíneos. Los

inhibidores de la ECA evitan la formación de una hormona llamada angiotensina II, que normalmente estrecha los vasos sanguíneos.
- **Antagonistas de angiotensina** Protegen los vasos sanguíneos de la angiotensina II. Como resultado, los vasos se dilatan.
- **Bloqueadores de canales de calcio** Evitan que el calcio penetre en las células musculares del corazón y los vasos sanguíneos. Esto hace que los vasos se relajen.
- **Bloqueadores alfa** Reducen los impulsos nerviosos a los vasos sanguíneos, lo cual permite que la sangre pase con más facilidad.
- **Bloqueadores alfa-beta** Funcionan igual que los bloqueadores alfa, pero también ralentizan el pulso, como hacen los betabloqueadores. Como resultado, se bombea menos sangre a través de los vasos.
- **Inhibidores del sistema nervioso** Relajan los vasos sanguíneos, controlando los impulsos nerviosos. Esto provoca que los vasos se dilaten.
- **Vasodilatadores** Abren directamente los vasos sanguíneos, relajando los músculos en las paredes del vaso.

Es importante tener presente que la hipertensión puede prevenirse o controlarse mediante cambios en el estilo de vida, y con medicamentos cuando sea necesario.

LA ENFERMEDAD RENAL CONDUCE A LA DIÁLISIS

Aunque no existe una causa determinada de enfermedad renal crónica, cualquier padecimiento o enfermedad que dañe los vasos sanguíneos u otras estructuras de los riñones puede provocar enfermedad renal. Las causas más comunes de enfermedad renal son:

- Diabetes. La diabetes provoca alrededor del 35% de todos los casos de enfermedad renal crónica. Los altos niveles de azúcar en sangre, causados por la diabetes, dañan los vasos sanguíneos de los riñones. Si el nivel de azúcar en sangre permanece alto, este daño reducirá gradualmente la función renal.
- Tensión arterial alta (Hipertensión). La tensión arterial alta provoca otro 30% de los casos de enfermedad renal. Debido a que la tensión arterial a menudo aumenta con la enfermedad renal crónica, la tensión arterial puede dañar aún más la función renal, incluso cuando otro padecimiento médico haya sido la causa inicial de la enfermedad.

La Enfermedad Renal Conduce A La Diálisis

Otros padecimientos que pueden dañar los riñones y provocar enfermedad renal crónica son:

- Enfermedades de los riñones e infecciones, o algún problema renal con el que se haya nacido.
- Tener una arteria renal estrecha o congestionada. La arteria renal lleva la sangre a los riñones.
- Tener una glándula prostática engrandada, cálculos renales, o un tumor que impida el flujo de la orina hacia fuera de los riñones.
- Envenenamiento por plomo.
- Utilización a largo plazo de medicamentos que pueden dañar los riñones. Algunos ejemplos son los analgésicos, como el acetaminofén (Tylenol, etc.) e ibuprofeno (como el Advil), y ciertos antibióticos.

Los riñones desempeñan un papel principal en mantener la tensión arterial dentro de un rango saludable, y la tensión arterial, a su vez, puede afectar la salud de los riñones.

La tensión arterial alta hace que el corazón trabaje más y, a la larga, puede dañar los vasos sanguíneos en todo el cuerpo. Si los vasos sanguíneos de los riñones se dañan, pueden dejar de eliminar del cuerpo los desechos y los líquidos acumulados. Los líquidos acumulados en los vasos sanguíneos pueden entonces elevar aún más la tensión arterial. Es un ciclo peligroso.

Alrededor del 30 por ciento de las personas diabéticas desarrollarán insuficiencia renal, y una cantidad aún mayor pueden correr riesgo de enfermedad cardiovascular. Entre el ochenta y el noventa por ciento de

La Información Es La Mejor Medicina

los pacientes con diabetes tipo 2 también padecen de hipertensión, un importante factor de riesgo de enfermedad renal por diabetes.

Los riñones son los responsables de filtrar los productos de desecho de la sangre. La diálisis es un procedimiento que sustituye muchas de las funciones normales de los riñones. Otro trabajo importante de los riñones es eliminar los desechos que el cuerpo produce a lo largo del día. A medida que el cuerpo funciona, las células gastan energía. El funcionamiento de las células produce desechos que deben ser eliminados del cuerpo. Cuando estos desechos no son eliminados adecuadamente, se acumulan en el cuerpo. Un aumento de los desechos, medidos en la sangre, se llama "azoemia". Cuando los desechos se acumulan pueden provocar un malestar general llamado "uremia".

La diálisis es un método para eliminar de la sangre las sustancias tóxicas (impurezas o desechos) cuando los riñones no pueden hacerlo. Una vez que la función renal disminuye a cierto nivel, la diálisis se hace necesaria. En los Estados Unidos, hay más de 200,000 personas que utilizan técnicas de diálisis de manera continuada. La diálisis ayuda al cuerpo a realizar las funciones de los riñones insuficientes. El riñón juega muchos papeles. Un trabajo esencial del riñón es regular el equilibrio de los líquidos en el cuerpo. Esto lo hace ajustando la cantidad de orina que se excreta diariamente. En días calurosos, el cuerpo suda más. Por tanto, los riñones necesitan excretar menos agua. En días fríos, el cuerpo suda menos. Por tanto, es necesario excretar más orina para mantener el equilibrio en el cuerpo. Es trabajo del riñón regular el equilibrio de líquidos ajustando la excreción de orina.

Las enfermedades que incrementan la probabilidad de desarrollar insuficiencia cardíaca son la diabetes, la hipertensión, la insuficiencia

La Enfermedad Renal Conduce A La Diálisis

cardíaca, la obesidad y la enfermedad renal a largo plazo (insuficiencia renal crónica). Si usted tiene alguno de estos padecimientos, tome precauciones adicionales cuando comience a tomar nuevos medicamentos. Los medicamentos de uso común, como la aspirina y el ibuprofeno (medicamentos anti-inflamatorios sin esteroides), pueden empeorar la función renal en las personas que ya tienen una función renal deficiente, diabetes, hipertensión, o insuficiencia cardíaca.

Haga lo que pueda para reducir las probabilidades de insuficiencia renal. Algunos consejos básicos son:

- **Mantenga su peso** un nivel cercano a lo normal. Escoja frutas, vegetales, granos, y productos lácteos bajos en grasa.
- **Limite su consumo diario de sodio (sal)** a 2,000 miligramos o menos si ya padece de hipertensión. Lea la información nutricional de la comida empacada para saber cuánto sodio contiene una ración. Lleve un diario de sodio.
- **Haga mucho ejercicio**, lo que significa al menos 30 minutos de actividad moderada, como caminar, la mayoría de los días de la semana.
- **Evite consumir demasiado alcohol.** Los hombres deberían limitar su consumo a dos tragos (dos raciones de 12 onzas de cerveza, o dos raciones de 5 onzas de vino, o dos raciones de 1.5 onzas de bebidas "fuertes") al día. Las mujeres no deberían consumir más de una ración al día, porque las diferencias metabólicas hacen que las mujeres sean más susceptibles a los efectos del alcohol.

La Información Es La Mejor Medicina

- **Limite su consumo de cafeína.** Esto incluye refrescos carbonatados, chocolate, además de café y té.

Si sus riñones están dañados, debería mantener su tensión arterial por debajo de 130/80.

Recuerde, yo no soy doctor. Sólo hablo como uno.

Cuídese bien y viva la mejor vida posible.

EL COLESTEROL ES IMPORTANTE

Una membrana formada en gran parte por colesterol, grasa y proteína recubre cada célula del cuerpo. Sin un colesterol adecuado, las membranas celulares de vuelven demasiado fluidas, y no suficientemente rígidas. Si de repente las membranas celulares perdieran todo el colesterol, las células explotarían por la presión interna del agua, como los globos demasiado llenos. Las células cerebrales son particularmente ricas en colesterol, dado que el cerebro es 7% colesterol.

Una de las funciones más importantes del colesterol es servir como materia prima básica, a partir de la cual el cuerpo fabrica muchas hormonas importantes, incluyendo la testosterona, el estrógeno, la progesterona, la cortisona y la aldosterona. Sin las tres primeras hormonas, usted no tendría vida sexual; sin cortisona, su cuerpo no podría lidiar con el estrés; y sin aldosterona, el cuerpo no podría equilibrar apropiadamente los niveles de sodio y agua.

La piel contiene grandes cantidades de colesterol, lo que la hace altamente resistente a la absorción de toxinas solubles en agua. El colesterol de la piel también ayuda a retener el agua en el cuerpo, de manera que la pérdida de agua por evaporación en la piel es sólo de 8 a 16 onzas, en vez del galón o galón y medio de agua que se perdería si no fuera por el colesterol de la piel. Incluso los huesos sólidos estarían huecos y porosos, si no fuera por el colesterol.

Tanto como el 70% del colesterol del cuerpo es usado por el hígado para producen sales biliares, que se utilizan durante la digestión para disolver las grasas.

El hígado fabrica no sólo colesterol, sino también dos importantes moléculas vehiculadoras (citocromos), LBD y LAD, que se combinan con el colesterol. Sin su ayuda, el colesterol no podría viajar por el torrente sanguíneo. La LBD (Lipoproteína de Baja Densidad) transporta el colesterol a todos los tejidos del cuerpo, donde puede ser utilizado para diversas funciones, incluyendo la producción y reparación de membranas celulares, así como la producción de hormonas. Desafortunadamente, el colesterol combinado con la LBD también tiende a adherirse al endotelio arterial dañado, donde puede acumularse, y a la larga obstruir las arterias y bloquear el flujo sanguíneo. Es por esto que el colesterol LBD a menudo es llamado colesterol "malo".

Entre un cuarto y un tercio del colesterol de la sangre es transportado por proteínas de alta densidad (LAD). El colesterol LAD es conocido como colesterol "bueno", porque parece ser que altos niveles de LAD protegen contra el infarto cardíaco. Los triglicéridos son una forma de grasa fabricada en el cuerpo. Un nivel alto de triglicéridos puede deberse al sobrepeso/obesidad, sedentarismo, tabaquismo, consumo excesivo de alcohol y una dieta muy alta en carbohidratos.

La Enfermedad Renal Conduce A La Diálisis

Idealmente, los niveles de colesterol en sangre deberían ser inferiores a 200. Sin embargo, también es importante recordar que la conexión entre los niveles de colesterol en sangre y la es un fenómeno estadístico, que sólo es atinado cuando se aplica al estimado de riesgos a la salud cardíaca de grandes grupos de personas que han sufrido un infarto cardíaco, mientras que el 15% de todos los infartos cardíacos fatales ocurrirán en personas cuyo colesterol estaba por debajo del actual número "mágico" de 200.

Las siguientes medidas relacionadas con el estilo de vida pueden ser útiles para disminuir el colesterol total y el LBD, a la vez que se eleva el colesterol LAD.

- Ejercicio aerobio habitual: correr, andar con paso rápido, montar en bicicleta, etc.
- Reducción en la dieta de las grasas saturadas y los azúcares simples, los dos compuestos nutricionales que el hígado convierte de manera experta en colesterol sanguíneo.
- No fumar, y consumo mínimo de alcohol.
- Una dieta alta en fibra: granos integrales, frijoles, guisantes, lentejas y vegetales frescos.
- Utilizar aceite de oliva como aceite primario para ensaladas y para cocinar, o aceite de linaza. Estos aceites son altos en grasas monosaturadas, que contribuyen a la elevación de las LAD y la reducción aparente del colesterol LBD.
- Mantener un peso apropiado. Eso se logra mejor con ejercicio y comidas bajas en grasas.
- Consumo frecuente de pescados ricos en los ácidos grasos EPA

La Información Es La Mejor Medicina

y DHA, tales como sardinas, salmón o bacalao, o de cápsulas de aceite de pescado ricas en EPA y DHA.
- Evitar las comidas animales fritas en aceite.

Sugerencias de Nutrientes para un Corazón Saludable:

Coenzima Q 10 (CoQ10) – un nutriente esencial necesario para la producción de energía en todas las células. Normalmente disminuye como envejecemos; por esto es sabio tomar suplementos, incluso en personas saludables. La CoQ10 tiene muchos beneficios; algunos de ellos son el mejoramiento del sistema inmune, reducción de los efectos del envejecimiento, apoyo circulatorio, oxigenación de los tejidos, reducción de los tumores del cáncer, fortalecimiento del músculo cardíaco; además, tiene propiedades antihistamínicas, mejora la tensión arterial, trata la gingivitis, y más.

Vitamina C – La vitamina C ayuda a reconstruir el colágeno para la mantener la integridad de las paredes arteriales y para prevenir la acumulación de plaquetas. Ayuda a reducir inflamaciones en el cuerpo, lo cual disminuye los niveles de CRP. Los niveles de CRP son un indicador de inflamación en el cuerpo.

Extracto de Semilla de Uva – Estimula una circulación saludable y protege las células del daño por los radicales libres. Tiene propiedades anti-inflamatorias, anti-virales y anti-bacterianas. El extracto de semilla de uva es uno de los pocos que puede penetrar la barrera sanguínea cerebral para proteger el cerebro y el tejido nervioso.

Omega-3/6 Ácidos Grasos – Ayudan a reducir las irregularidades del latido del corazón y los coágulos de sangre, y ayudan a normalizar la tensión arterial.

Complejo Vitamínico B – Un complejo de B_6, B_{12} y Ácido Fólico, que ayuda a reducir la homocisteína, un factor de riesgo de enfermedad cardiovascular.

Vitamina E – Se ha dicho que la "E" es por "Eficiencia". No sólo protege el colesterol LBD de la oxidación, sino que protege de la oxidación los tejidos de TODOS los órganos.

Magnesio – Ayuda a controlar el ritmo del corazón y la tensión arterial, y protege el endotelio de las arterias.

Ácido Alfa-Lipoico (AAL) – Tiene poderosas propiedades antioxidantes. Es un valioso buscador activo de radicales libres, dado que es soluble en agua Y en grasa. Inhibe la inflamación y la acumulación de plaquetas, y trabaja con el magnesio para controlar la tensión arterial y reducir la sensibilidad a la insulina en los diabéticos.

Extracto de Té Verde – Actúa como antioxidante, antibacteriano y antiviral. Disminuye el colesterol LBD, previene los coágulos, y también juega un papel en la prevención del cáncer.

FALLO CARDÍACO

Fallo cardíaco no significa que el corazón ha dejado de funcionar. Más bien, significa que la potencia de bombeo del corazón es más débil de lo normal. Cuando hay fallo cardíaco, la sangre se mueve por el corazón y el cuerpo más lentamente, y la presión en el corazón aumenta. Como resultado, el corazón no puede bombear suficiente oxígeno y nutrientes para cubrir las necesidades del cuerpo. Las cámaras del corazón responden estirándose para contener más sangre que bombear al cuerpo. Esto ayuda a que la sangre se mantenga en movimiento, pero con el tiempo las paredes del músculo del corazón se debilitan y no pueden bombear la sangre con la misma fuerza. Como resultado, los riñones a menudo responden provocando que el cuerpo retenga fluidos (agua) y sodio. Si se acumula fluido en los brazos, piernas, tobillos, pies, pulmones u otros órganos, el cuerpo se congestiona, e "insuficiencia cardíaca congestiva" es el término utilizado para describir este padecimiento.

El fallo cardíaco es provocado por muchos padecimientos que dañan el músculo cardíaco, incluyendo:

- **Cardiopatía coronaria:** Es una enfermedad de las arterias

Fallo Cardíaco

que suministran sangre y oxígeno al corazón. Provoca una disminución del flujo sanguíneo al músculo cardíaco. Si las arterias de obstruyen, el corazón sufre carencia de oxígeno y nutrientes.

- **Infarto cardíaco:** Un infarto cardíaco puede ocurrir cuando una arteria coronaria se obstruye de repente, lo cual detiene el flujo de sangre al músculo cardíaco y lo daña. Todo o parte del músculo cardíaco queda aislado del suministro de oxígeno. Un infarto cardíaco puede dañar el músculo cardíaco, y resultar en un área de tejido cicatricial que no funciona como es debido.

- **Cardiomiopatía:** Daño al músculo cardíaco producto de otras causas que no son problemas arteriales o de flujo cardíaco, tales como infecciones o abuso de drogas o alcohol.

- **Padecimientos que extenúan el corazón:** La tensión arterial alta (hipertensión), la enfermedad de las válvulas cardíacas, la enfermedad de la tiroides, la enfermedad renal, la diabetes o los defectos del corazón presentes en el nacimiento pueden causar fallo cardíaco. Además, el fallo cardíaco puede ocurrir cuando varias enfermedades o padecimientos se presentan a la vez.

Los síntomas de fallo cardíaco pueden incluir:

- **Pulmones congestionados:** El fluido acumulado en los pulmones puede provocar falta de aire durante el ejercicio, o dificultad para respirar en reposo o acostado en una cama. La congestión pulmonar también provoca tos continua ruidosa y seca, o sibilancia al respirar.

- **Retención de fluidos y de agua:** Una cantidad menor de sangre en los riñones provoca retención de fluidos y de agua.

La Información Es La Mejor Medicina

Esto resulta en inflamación de los tobillos, piernas y abdomen (llamada edema) y aumento de peso. Los síntomas pueden provocar un aumento en la necesidad de orinar durante la noche. La hinchazón en el estómago puede causar pérdida del apetito o náuseas.

- **Mareos, fatiga y debilidad:** Una cantidad menor de sangre en los órganos y músculos principales provoca una sensación de cansancio y debilidad. Menos sangre en el cerebro puede causar mareos o confusión.
- **Latidos rápidos o irregulares:** El corazón late más rápido para bombear suficiente energía al cuerpo. Esto provoca un latido rápido o irregular.

Si usted tiene fallo cardíaco, puede que presente uno o todos estos síntomas, o puede no presentar ninguno. Hay algunas cosas que usted mismo puede hacer para mejorar la situación:

- Deje de fumar o de masticar tabaco.
- Alcance y mantenga su peso saludable.
- Controle la hipertensión, los niveles de colesterol y la diabetes.
- Haga ejercicios con regularidad.
- No beba alcohol.

También puede hacer algunas cosas específicas para aminorar los síntomas:

- **Mantenga el equilibrio de los fluidos.** Recuerde, mientras más fluidos lleve en sus vasos sanguíneos, más tiene que trabajar el corazón para bombear el fluido acumulado a todo el cuerpo.

Fallo Cardíaco

Limitar el consumo de fluidos a menos de medio galón por día ayudará a disminuir la carga de su corazón y a evitar que los síntomas vuelvan a presentarse.

- **Limite la cantidad de sal (sodio) que come:** El sodio se encuentra de manera natural en muchos de los alimentos que comemos. También se le añade para dar sabor, o para hacer que la comida dure más. Si sigue una dieta baja en sodio, debe retener menos líquidos, sufrir menos de inflamación, y respirar mejor.
- **Monitoree su peso y baje de peso si lo necesita:** Entérese de cuál es su peso "ideal" o "seco". Éste es su peso sin agua (fluido) acumulada. Su meta es mantener su peso en un margen de cuatro libras de su peso seco. Pésese usted mismo a la misma hora cada día, de preferencia por la mañana, llevando ropa similar, después de orinar pero antes de comer, y en la misma báscula. Lleve un registro de su peso en un diario o calendario. Si sube dos libras en un día, o cinco libras en una semana, llame a su doctor.
- **Tome sus medicamentos siguiendo las indicaciones:** Los medicamentos se utilizan para mejorar la habilidad del corazón de bombear sangre, para disminuir el estrés en el corazón, disminuir la progresión del fallo cardíaco y evitar la retención de fluidos. Muchos medicamentos para el fallo cardíaco se utilizan para disminuir la segregación de hormonas dañinas. Estas drogas harán que los vasos sanguíneos se dilaten o relajen (y con esto disminuirá la tensión arterial).

Por cierto, hay algunos medicamentos que definitivamente deberá evitar:

La Información Es La Mejor Medicina

- Los medicamentos anti-inflamatorios sin esteroides, como el Tylenol o el Motrin
- La mayoría de los agentes anti-arrítmicos
- La mayoría de los bloqueadores de canales de calcio
- Algunos suplementos nutricionales y terapias de hormonas de crecimiento
- Anti-ácidos que contengan sodio (sal)
- Descongestionantes, tales como Sudafed (hacen que el corazón trabaje más)

Si usted está tomando alguno de estos medicamentos, discútalas con su médico.

Es importante conocer los nombres de sus medicamentos, para qué se usan y con qué frecuencia y a qué horas los toma. Lleve una lista de sus medicamentos y tráigala consigo a cada consulta. **Nunca deje de tomar sus medicamentos sin discutirlo con su médico.** Incluso si no presenta síntomas, sus medicamentos disminuyen el trabajo del corazón para que pueda bombear de manera más efectiva.

ESTRÉS, INFARTOS Y ACCIDENTES CEREBROVASCULARES

Es importante aprender a reconocer cuándo sus niveles de estrés están fuera de control. Lo más peligroso del estrés es lo fácil que puede sorprendernos. Uno se acostumbra a él. Comienza a sentirse familiar – incluso normal. No nos damos cuenta de cuánto nos afecta, aún cuando nos pasa factura.

Las señales y los síntomas de sobrecarga de estrés pueden ser casi cualquier cosa. El estrés afecta la mente, el cuerpo y el comportamiento de muchas maneras, y todo el mundo experimenta el estrés de una manera diferente.

Para describir las tres maneras más comunes en que las personas responden cuando están abrumadas por el estrés, lo mejor es utilizar una analogía con la conducción:

La Información Es La Mejor Medicina

- **Pie en el acelerador** – Una respuesta al estrés furiosa o agitada. Uno se altera, se pone nervioso y excesivamente emocional.
- **Pie en el freno** – Una respuesta al estrés de retracción o depresión. Uno se apaga, se distancia y muestra muy poca energía o emoción.
- **Pie en ambos** – Una respuesta al estrés tensa o congelada. Uno se "congela" bajo presión y no puede hacer nada. Parece como si uno se paralizara, pero bajo la superficie estamos extremadamente agitados.

La elevación del ritmo cardíaco y de la tensión arterial durante el estrés puede aumentar la necesidad de oxígeno del corazón, y simultáneamente reducir su suministro. Las arterias del corazón (arterias coronarias) habitualmente se dilatan cuando hay estrés para llevar sangre a las partes del cuerpo que la necesiten, tan rápido como sea posible. Si usted padece de ateroesclerosis ("endurecimiento de las arterias"), puede que sus arterias coronarias no puedan dilatarse lo suficiente bajo estrés.

El estrés puede fomentar varios de los factores que provocan coágulos de sangre (trombosis) en las arterias que van al corazón (arterias coronarias), ¡o incluso un infarto masivo!

Aunque los hombres y las mujeres tienen el mismo índice de accidentes cerebrovasculares, es más común que mueran por ellos las mujeres que los hombres. Las personas negras tienen más probabilidades de sufrir accidentes cerebrovasculares que las personas de otras razas.

El estrés que usted siente constantemente está trabajando en contra de su cuerpo y provocando que se le presenten muchos problemas físicos y emocionales a la misma vez.

Estrés, Infartos Y Accidentes Cerebrovasculares

Otro problema del estrés es que causa hipertensión. Cuando usted se disgusta o se molesta por algo, puede sentir como la sangre sube y el corazón comienza a acelerarse. Esta sensación está haciendo que su cuerpo trabaje más de lo necesario. Esto es algo que puede hacerle sentir mal por dentro y por fuera, y causarle un estrés mayor que el que ya tiene.

Muchos de nosotros sentimos las presiones de la vida cotidiana. Pueden estar relacionadas con el trabajo o con la familia. Hay tantas cosas en la vida que nos provocan mucho estrés y preocupaciones.

La clave está en no dejar que esas cosas nos incomoden demasiado. Cuando nos disgustamos o molestamos por todo, sólo estamos aumentando los problemas que tenemos, y definitivamente eso no es bueno para corazón.

Muchas veces, una persona con demasiado estrés en su vida sufre un accidente cerebrovascular, y ya es demasiado tarde para hacer algo al respecto.

Cuando usted, o alguien que usted conozca, esté muy estresado con su vida, necesitan encontrar un escape para que el estrés no tome el mando y cause un accidente cerebrovascular. Los hombres con más cantidad de estrés relacionado al trabajo resultaron estar en un riesgo incrementado de desarrollar ateroesclerosis de las arterias carótidas (una ruta principal de suministro al cerebro), lo cual puede provocar accidentes cerebrovasculares. Las personas que se sienten estresados semana tras semana corren significativamente más riesgo de sufrir un accidente cerebrovascular fatal.

Algunas respuestas crónicas al estrés han sido asociadas con la enfermedad cardíaca. Dos de estas respuestas son la hostilidad y el cinismo. Si usted es crónicamente hostil y/o cínico, tiene más probabilidades de manifestar mayores incrementos del ritmo cardíaco, la tensión arterial, y las hormonas del estrés, como respuesta a factores estresantes no sociales, que los individuos de baja hostilidad.

Numerosos estudios confirman que las presiones ocupacionales son por mucho la primera causa de estrés para los adultos norteamericanos, y que el estrés relacionado con el trabajo ha aumentado progresivamente en las últimas cuatro décadas. Esto se vuelve aún más relevante en los tiempos que vivimos.

Dos áreas específicas que están impactando a muchos de mis amigos son:

- Estilo de la Administración – Falta de participación de los trabajadores en la toma de decisiones; comunicación pobre en la organización; falta de políticas corporativas que tomen en cuenta las familias de los empleados y sus obligaciones personales.
- Preocupaciones por el Empleo o la Carrera – Inseguridad laboral y falta de oportunidades de superación, o ascenso; cambios rápidos para los que los obreros no están preparados, debido a reducciones de plantilla, fusiones o adquisiciones hostiles sin anticipación.

En muchos casos, creamos nuestro propio estrés, que contribuye a la enfermedad coronaria, fumando o llevando otros estilos de vida fallidos, o producto de rasgos peligrosos como ira excesiva, hostilidad, agresividad, apremio, competitividad inapropiada y preocupación por el trabajo. Éstos son característicos de un comportamiento propenso a la enfermedad coronaria Tipo A, que ya es reconocido como un factor de riesgo de infarto cardíaco y episodios coronarios como lo son el consumo de tabaco y el colesterol y la tensión arterial altos.

Estrés, Infartos Y Accidentes Cerebrovasculares

El estrés es una consecuencia inevitable de la vida, pero hay casos donde podemos hacer algo al respecto y otros en los que no podemos esperar evitarlo o controlarlo. El truco está en aprender a distinguir entre los dos. La mejor manera de lograr esto es aprender a corregir percepciones erradas y a desarrollar un mejor sentido del control sobre nuestras actividades, tanto el trabajo como en la casa. Esto no sólo mejorará su calidad de vida, sino también ayudará a protegerlo de infartos cardíacos y accidentes cerebrovasculares. Comenzará a sentirse mejor sabiendo que está haciendo todo lo que necesita hacer para no tener que sufrir hipertensión, estrés o un accidente cerebrovascular.

PARO CARDÍACO REPENTINO

La causa fundamental más común por la que los pacientes muere repentinamente por un paro cardíaco es la enfermedad cardíaca coronaria. La mayora de los paros cardíacos que provocan muerte repentina ocurren cuando los impulsos eléctricos en el corazón enfermo se hacen rápidos (taquicardia ventricular) o caóticos (fibrilación ventricular) o ambos. Este ritmo cardíaco irregular (arritmia) hace que el corazón pare de latir de manera repentina.

El corazón tiene un sistema eléctrico interno que controla el ritmo del latido. Hay problemas que pueden provocar un ritmo cardíaco anormal, llamados arritmias. Hay muchos tipos de arritmia. Durante una arritmia, el corazón puede latir demasiado rápido, demasiado lento, o puede dejar de latir. El paro cardíaco repentino ocurre cuando el corazón desarrolla una arritmia que hace que deje de latir. Esto es diferente de un infarto cardíaco, donde el corazón normalmente sigue latiendo pero se bloquea el flujo sanguíneo al corazón.

Paro Cardíaco Repentino

Hay muchas causas posibles de paro cardíaco. Éstas incluyen la enfermedad cardíaca coronaria, los infartos cardíacos, la electrocución, el ahogamiento o la asfixia. Puede que no exista una causa conocida para el paro cardíaco.

Lo que sí está claro es que hay maneras de reducir los riesgos de muerte por paro cardíaco repentino. Éstos incluyen una dieta saludable, ejercicio habitual, no fumar y tomar aspirinas. Sin embargo, el problema es que los pacientes a menudo no creen que corran un riesgo serio hasta que sufren un infarto. En alrededor de un tercio de todas las muertes repentinas debidas a enfermedad coronaria. La primera señal de que algo iba mal fue la muerte misma.

Un paro cardíaco repentino es, por supuesto, inesperado, pero el proceso que lo causa puede comenzar muchos años antes. En los hombres de mediana edad, casi siempre es causado por degeneración en la pared de una arteria coronaria.

El triste hecho es que la mayoría de los infartos cardíacos agudos están asociados con plaquetas "no significativas". Estas plaquetas pueden romperse de repente, lo cual lleva rápidamente a la formación de un coágulo. El coágulo de sangre obstruye agudamente la arteria coronaria, y produce un infarto cardíaco.

La muerte cerebral y la muerte permanente comienzan a ocurrir en sólo 4-6 minutos después de que alguien sufre un paro cardíaco. El paro cardíaco puede ser revertido si se trata en los minutos siguientes con descargas eléctricas al corazón para restablecer su latido normal. Este proceso se llama desfibrilación. Las posibilidades que tiene una víctima de sobrevivir se reducen en un 7-10% con cada minuto que pase sin primeros auxilios y desfibrilación. Pocos intentos de resucitación han tenido éxito después de 10 minutos.

De acuerdo con NCHS Data Warehouse, 325,000 muertes por enfermedad cardíaca coronaria ocurren fuera del hospital o en las salas de emergencia, cada año.

El término "infarto cardíaco masivo" a menudo es mal utilizado en los medios para describir la muerte repentina. El término "infarto cardíaco" se refiere a la muerte de los tejidos del músculo cardíaco debido a la pérdida del suministro de sangre, y no necesariamente resulta en un paro cardíaco o en la muerte de las víctimas de infarto cardíaco. Un infarto cardíaco puede provocar paro cardíaco y muerte cardíaca repentina, pero los términos no son lo mismo.

La muerte repentina en las personas con menos de 35 años, a menudo debido a defectos cardíacos ocultos o anormalidades cardíacas que fueron pasadas por alto, es rara. Estas muertes repentinas a menudo ocurren durante la actividad física, como un evento deportivo.

Millones de atletas de escuelas primarias, pre-universitarios y universidades compiten cada año sin ningún incidente. Aún así, cuando el paro cardíaco repentino en una persona joven se debe a una anormalidad del corazón, a menudo es provocado por actividad física. Afortunadamente, si usted está en riesgo de muerte repentina, hay exámenes de selección para detectar si tiene algún defecto cardíaco, y precauciones que puede tomar para proteger su corazón.

El paro cardíaco es obviamente una emergencia médica seria. La mortalidad (tasa de muerte) del paro cardíaco puede reducirse administrado primeros auxilios y desfibrilación inmediatos. Muchos lugares públicos están ya equipados con desfibriladores externos automáticos

Paro Cardíaco Repentino

(AEDs) que hacen posible que personas sin entrenamiento médico administren desfibrilación de emergencia en caso de paro cardíaco.

NEUROPATÍA DIABÉTICA

Hoy, me encontré con un buen amigo que conozco desde la universidad. Además de estar feliz de verlo, me quedé aturdido con dos hechos impactantes. El primero fue que este año se cumple el 40 aniversario de que entráramos a la universidad. El segundo fue que él es diabético, y estaba experimentando los síntomas de la neuropatía diabética.

No sólo estaba sufriendo de un dolor constante, sino que había tenido que empezar a dormir con las zapatillas puestas, y así aplicar suficiente presión a los pies para calmar los nervios.

Todos sabemos que la diabetes puede ser un padecimiento devastador, pero de lo que muchos no nos damos cuenta es que a la larga la diabetes puede provocar ceguera, insuficiencia renal y daño nervioso.

La neuropatía diabética periférica (NDP) es un padecimiento serio, resultado del daño nervioso debido a exposición prolongada a grandes cantidades de glucosa en el torrente sanguíneo por la diabetes. A menudo produce dolor o entumecimiento en los pies, pero también se manifiesta como un dolor intenso, que a menudo se describe como hormigueo, sensación de quemazón y entumecimiento, pero como la NDP daña la

Neuropatía Diabética

fibra nerviosa, prácticamente cualquier nervio del cuerpo se puede ver afectado. Los pies y los dedos de los pies se ven afectados comúnmente en los primeros momentos de una neuropatía generalizada.

El término "periférica" significa que la enfermedad está ocurriendo en el tejido nervioso fuera del cerebro y la médula espinal. Esto incluye daño a los nervios de los músculos (nervios motores), los nervios de la piel (nervios sensoriales), y/u otros nervios del canal intestinal y otros órganos internos (nervios autónomos).

Más de la mitad de los diabéticos sufren de NDP. En los Estados Unidos, los afro-norteamericanos tienen 1.6 veces más de probabilidades de tener diabetes que los blancos no hispánicos, los norteamericanos hispanos/latinos tienen 1.8 veces más de probabilidades de tener diabetes que los blancos no hispánicos.

Al ser la primera causa de amputación en los Estados Unidos, la NDP es responsable del 40-60% de las amputaciones de extremidades inferiores. El índice de amputaciones en la población diabética de afro-norteamericanos, latinos y nativos americanos es el doble del índice en la población diabética de blancos.

En los Estados Unidos, se realizan más de 50,000 amputaciones relacionadas con la diabetes cada año, pero los extensos programas de cuidado de los pies pueden reducir los índices de amputación en un 45-85%.

Es útil comprender los diferentes tipos de nervios que pueden verse involucrados. Los nervios sensoriales envían mensajes al cerebro sobre distintas sensaciones, como la temperatura, el dolor y el movimiento. Los nervios motores envían señales del cerebro a los músculos para decirles que se muevan. Los nervios autónomos son involuntarios, y controlan cosas tales como el ritmo cardíaco, los músculos lisos, y las funciones de

La Información Es La Mejor Medicina

las glándulas. La neuropatía diabética puede causar dolor en los nervios de ambas piernas o pérdida de sensación parcial o total, particularmente en los miembros inferiores. A menudo, el dolor es peor en la cama de noche.

La neuropatía diabética periférica es la neuropatía más común en los Estados Unidos y el mundo. Se estima que hay entre 15 y 20 millones de casos de neuropatía diabética en los Estados Unidos. Dada la dimensión del problema, ¿no es de extrañar que más personas no lo sepan? La neuropatía diabética contribuye a la incidencia de amputaciones de los miembros inferiores en pacientes diabéticos, porque los diabéticos tienen menos probabilidades de percibir una herida en sus pies o piernas.

Ya que las neuropatías diabéticas son una familia de trastornos nerviosos provocados por la diabetes, algunas personas con diabetes pueden, a la larga, desarrollar daño nervioso en todo el cuerpo. Algunas personas con daño nervioso no presentan síntomas. El dolor neuropático puede percibirse como quemazón, picor, hormigueo, punzadas, sensación de agujas, o incluso como una descarga eléctrica. El tipo más común de dolor neuropático ocurre en ambos lados del cuerpo, como en ambas piernas y pies, o en ambas manos. El dolor neuropático puede ir y venir, o puede continuar durante un largo tiempo. Pueden surgir problemas nerviosos en todos los sistemas de órganos, incluyendo el tracto digestivo, el corazón, y los órganos sexuales.

Entre el 60 y el 70 por ciento de las personas con diabetes sufren de alguna forma de neuropatía. Las personas con diabetes pueden desarrollar problemas nerviosos en cualquier momento, el riesgo aumenta con la edad y la duración de la diabetes. Los índices mayores de neuropatía se encuentran en personas que han padecido diabetes por al menos 25 años. También parece ser que las neuropatías diabéticas son más comunes en personas que tienen problemas para controlar su glucosa en sangre,

Neuropatía Diabética

también llamada azúcar en sangre, así como aquellas con altos niveles de grasa en sangre y tensión arterial, y aquellas con sobrepeso.

Como ocurre con muchos problemas médicos, el diagnóstico apropiado de una neuropatía periférica requiere que el médico tome la historia clínica y conduzca un examen médico. La historia clínica debe incluir un resumen de todos los medicamentos que se le prescriben actualmente al paciente, porque algunos medicamentos pueden provocar una neuropatía periférica.

En algunos casos, la neuropatía periférica puede prevenirse. Los pacientes que se adhieren al programa de cuidado propio que se les ha recomendado tienen menos probabilidades de desarrollar una neuropatía diabética. Esto es lo que usted puede hacer para prevenir el daño nervioso:

- Mantenga sus niveles de glucosa en sangre tan cercanos a lo normal como sea posible.
- Limite la cantidad de alcohol que consume.
- No fume.
- Cuídese los pies.
- Comuníquele a su doctor cualquier problema que tenga con
  1. sus manos, brazos, pies o piernas.
  2. su estómago, intestinos o vejiga.
- También dígale a su doctor si usted
  1. tiene problemas en el acto sexual.
  2. no siempre se da cuenta cuando su nivel de glucosa en sangre es demasiado bajo.
  3. se siente mareado cuando está acostado y se sienta o se levanta.

La Información Es La Mejor Medicina

Nadie sabe con exactitud qué provoca la neuropatía diabética, pero algunos estudios han mostrado que las personas que no controlan bien sus niveles de azúcar en sangre tienen más probabilidades de desarrollarla. La investigación también sugiere que cerca de la mitad de las personas que han padecido de diabetes durante un largo tiempo (más de 25 años) desarrollarán algún tipo de neuropatía. Las personas con diabetes que fuman o consumen alcohol tienes más probabilidades de desarrollar una neuropatía.

Los medicamentos para el dolor pueden ayudar, en especial si se toman a horas habituales en el día. Esperar a que el dolor se haga severo para tomar los medicamentos no es tan efectivo como tomar dosis a una hora habitual fija. Su proveedor de atención médica podrá prescribirle medicamentos para el dolor después de revisar su condición médica. En dependencia del tipo y el nivel del dolor, su proveedor de atención médica puede recomendar algún medicamento que no requiera receta o alguno que sí.

El dolor neuropático diabético puede prevenirse en algunos casos, y aliviarse en la mayoría.

LA OBESIDAD COMO ENTRADA A LA ENFERMEDAD

¿Alguna vez ha escuchado la teoría de las drogas de iniciación? De acuerdo con esta teoría, el uso habitual de drogas menos peligrosas puede conducir a un riesgo futuro de consumir drogas más fuertes y peligrosas. Entonces, según esta teoría, las personas que consumen marihuana con frecuencia tienes más probabilidades de, en el futuro, consumir drogas más fuertes, como la cocaína o la heroína. En este sentido, se cree que la marihuana funciona como una droga de iniciación.

La teoría sugiere que, en igualdad de todas las demás circunstancias, un adolescente que consume una droga cualquiera tiene más probabilidades de consumir otra. En la práctica, las primeras experiencias en el consumo de sustancias que tienen los adolescentes son con tabaco y/o alcohol. Estas dos drogas se consideran la primera "puerta" para la mayoría de los adolescentes. Siguiendo esta hipótesis, el tabaco, el alcohol

La Información Es La Mejor Medicina

y la marihuana se consideran "drogas de iniciación", que anteceden al uso una de las otras, y de drogas ilegales.

La obesidad no es sólo tener sobrepeso, sino una enfermedad en sí misma. Al igual que se necesita tratamiento y consultas médicas para cualquier otra enfermedad, la obesidad también necesita atención médica apropiada.

La obesidad no se trata sólo de comer en exceso y estar gordo. En realidad, la obesidad es la puerta a toda una gama de problemas de salud. De hecho, las personas obesas no deberían ser motivo de risa sino de preocupación y cuidados. Primero tenemos que entender qué tipos de personas entran en la categoría de obesidad. La obesidad generalmente se calcula de acuerdo al Índice de Masa Corporal de una persona. Éste se calcula dividiendo el peso de una persona en libras el cuadrado de su altura en metros. Si el IMC de una persona es 30 o más de 30, entonces puede decirse que es una persona obesa. Las personas obesas son propensas a desarrollar enfermedades cardiovasculares severas, incluyendo infarto cardíaco provocado por alto colesterol, hipertensión o tensión arterial alta, diabetes, artritis y dolor de las articulaciones del cuerpo, por sólo nombrar algunos.

La obesidad parece ser igual a la muerte. Ha creado una situación de 2 de "hacer o morir" para las personas que sufren de ella. Si no se toma ninguna medida para controlar el aumento de peso, la persona está destinada a caer presa de su terrible enfermedad.

Obesidad, en términos generales, significa tener un peso muy alto. La obesidad, en el escenario actual, no se ve simplemente como tener sobrepeso, sino como una enfermedad seria que puede provocar padecimientos fatales como un infarto cardíaco o incluso cáncer. El sobrepeso,

La Obesidad Como Entrada A La Enfermedad

o la obesidad, son provocados por una acumulación de grasas en el cuerpo durante un período de tiempo. Esto ocurre debido al consumo de cada vez más calorías, por una parte, y quemar cada vez menos por la otra.

Además de sufrir de estos problemas de salud, las personas obesas tienen dificultad para ajustarse en sociedad. Desarrollan estrés e incluso pueden caer en depresión. De ahí que la obesidad sea un padecimiento tan alarmante que, si se ignora, puede acarrear graves consecuencias.

Las causas más importantes de obesidad son:

- Comer de más
- Un estilo de vida alimentario pobre/Frecuencia de las comidas
- Falta de ejercicio
- Genética (historial familiar/Antecedentes de obesidad
- Dolencias médicas
- Medicamentos
- Sucesos o cambios estresantes en la vida
- Baja autoestima
- Enfermedades (depresión u otros trastornos emocionales)

Las personas obesas corren un riesgo del 50 al 100% mayor de muerte por cualquier causa, en comparación con las personas de peso normal. La mayoría de las personas comprenden que hartarse de grasa es dañino, pero el problema es dónde se distribuye la grasa. Las personas con el cuerpo en forma de manzana (más gordos en la barriga) corren más riesgo de enfermedad cardíaca y de diabetes que las personas con el cuerpo en forma de pera (más gordos en las caderas, glúteos y muslos).

La obesidad en los adultos a menudo tiene sus raíces en la niñez. En el mundo desarrollado, la obesidad infantil está creciendo con una

La Información Es La Mejor Medicina

rapidez alarmante. Hay más niños obesos que nunca antes. Muchas personas creen que los padres están dejando que su descuido con su propia dieta influya en la vida de sus hijos.

El principal tratamiento para la obesidad es la dieta y el ejercicio físico.

Una vida sedentaria juega un papel significativo en la obesidad. En todo el mundo, se ha dado un gran cambio hacia el trabajo menos exigente físicamente, y actualmente al menos el 60% de la población mundial no realiza suficiente ejercicio físico. Esto se debe principalmente al aumento del uso de transportación mecanizada y a la gran prevalencia en el hogar de tecnología para minimizar el trabajo.

Tanto en niños como en adultos, existe una relación entre el tiempo dedicado a ver la televisión y el riesgo de obesidad. Un estudio de 2008 arrojó que 63 de 73 estudios (86%) mostraron un índice más elevado de obesidad infantil si se elevaba también la exposición a los medios; los índices ascendían proporcionalmente al tiempo empleado en ver la televisión.

Muchas personas en nuestra cultura están preocupadas porque demasiados niños están aumentando de peso y, en algunos casos, llegando a la obesidad. La obesidad infantil es una tendencia creciente, y esta tendencia puede tener efectos negativos significativos en la salud física y mental de un niño.

Muchos niños están comiendo demasiado, o comiendo los tipos equivocados de alimentos, lo cual les provoca obesidad. Parte del problema son la comida procesada y la comida rápida. Muchas veces, todo lo que un niño necesita es tener disponible una dieta balanceada y sana en cada comida. Desafortunadamente, con las vidas ajetreadas que llevamos,

La Obesidad Como Entrada A La Enfermedad

es mucho más fácil comer en el restaurante de comida rápida más cercano que cocinar una cena o un almuerzo saludables en casa. Muchos niños están comiendo hamburguesas y patatas fritas, cuando deberían estar comiendo más frutas y vegetales. Otro problema son las comidas procesadas. Muchos niños se han acostumbrado a las patatas fritas, a las barras de chocolate y a la comida chatarra. La mayoría de las veces, el niño sólo quiere comer algo que sepa bien y no le importa si es nutritivo o no. En estas ocasiones, los padres deben ser estrictos con los hijos y explicarles que el consumo habitual de comida chatarra no es saludable. A menudo, los padres les permiten a los hijos que coman comida no saludable, lo cual puede causar obesidad.

Las drogas de iniciación no son en lo absoluto tan peligrosas en lo inmediato como las drogas más fuertes, pero aún así causan problemas a la larga. La obesidad contribuye igualmente a enfermedades mortales. Salvemos a los niños...

RIESGOS PARA LA SALUD DE LA GRASA ABDOMINAL

¿Es usted una de las tantas personas que creen que pueden deshacerse de esa "panza" fortaleciendo los músculos del abdomen? Piénselo mejor. Puede hacer abdominales hasta el Día del Juicio, pero sólo la pérdida real de peso funcionará.

Ayudaría si entendiéramos mejor por qué aumentamos de talla a medida que envejecemos.

Por supuesto, en un nivel práctico, esto es resultado del aumento de peso. Pero a fin de cuentas el problema es la grasa corporal.

Existen dos tipos de grasa que tenemos en nuestra área abdominal. El primer tipo, que cubre el área abdominal, se llama grasa subcutánea y está ubicada directamente bajo la piel y sobre los músculos abdominales.

El segundo tipo de grasa presente en el área abdominal se llama grasa visceral, y está ubicada más profundo en el abdomen, bajo los músculos y rodeando los órganos.

La grasa visceral también tiene que ver con que algunos hombres

Riesgos Para La Salud De La Grasa Abdominal

tengan esa "barriga de cerveza", con un abdomen excesivamente protuberante pero que, al mismo tiempo, se siente duro. El norteamericano promedio tiene alrededor de 30 millones de células grasas, cada una de ellas llena de sustancias grasosas llamadas lípidos. Cuando nos hartamos de donuts, patatas fritas y dulces, esas células grasas pueden crecer hasta 1,000 su tamaño original. Pero el tamaño que una célula grasa puede alcanzar tiene un límite; una vez que lo alcanza, comienza a comportarse como una serie de televisión. Produce derivados, y nos deja con dos o más células grasas por el precio de una. Sólo hay un problema: las células grasas no aceptan devoluciones. Una vez que usted tiene una célula grasa, tiene que quedarse con ella – no se van nunca. Así que, a medida que usted engorda, y se duplica el número de células grasas en su cuerpo, también se duplica la dificultad que tendrá para perder los lípidos que hay dentro.

Muchos de nosotros tendemos a almacenar la grasa en el área abdominal, y es ahí que comienzan los riegos a la salud del exceso de peso. La grasa abdominal no que queda ahí sin hacer nada; es activa. Funciona como un órgano independiente, secretando sustancias que pueden ser dañinas para el cuerpo. Por ejemplo, libera ácidos grasos libres que deterioran la habilidad de desdoblar la hormona insulina (demasiada insulina en el sistema puede provocar diabetes). La grasa también secreta sustancias que elevan el riesgo de infarto cardíaco y de accidentes cerebrovasculares, así como la hormona del estrés cortisol (los altos niveles de cortisol también estás asociados a la diabetes y la obesidad, así como a la hipertensión). La grasa abdominal es responsable de muchos problemas de salud, porque se asienta al alcance del corazón, el hígado, y otros órganos, presionándolos, alimentándolos con venenos, y entorpeciendo su funcionamiento diario.

La Información Es La Mejor Medicina

Todos sabemos lo obvio: una dieta apropiada, ejercicio adecuado, mucha agua, suficiente sueño. Hasta ahora, la actividad física y la pérdida de peso parecen ser la clave. Varios estudios recientes indican que el ejercicio habitual, tal como caminar enérgicamente durante 30 ó 45 minutos al día, pueden reducir significativamente la grasa.

Un mayor riesgo de desarrollar problemas de salud debido a demasiada grasa abdominal oculta lo corren los hombres cuyas cinturas son más anchas que 40 pulgadas, y las mujeres cuyas cinturas son más anchas que 35 pulgadas.

Pero existen algunos suplementos nutricionales que pueden resultar de interés. Uno es el CLA (ácido linolénico conjugado). Aunque el CLA se conoce desde la década de 1930, los beneficios reales del CLA comenzaron a explorarse en 1987. El CLA ha demostrado ser muy efectivo en la reducción de la cintura. El peso alrededor de la cintura es grasa. El CLA ayuda a quemar y liberar la grasa – así que puede tener muy buenos resultados en la cintura. Esto se contrasta con muchas píldoras dietéticas que sólo ayudan a perder el peso de los líquidos. Algunos estudios clínicos han mostrado que el CLA es efectivo en la reducción de la grasa corporal y en el incremento de la masa muscular magra. El estudio más reciente en humanos, de duración 1 año, en el American Journal of Clinical Nutrition, mostró una reducción de la grasa corporal y un incremento de la masa muscular. Al contrario de lo que muestran algunos informes tempranos, el ácido linolénico conjugado NO parece ser un suplemento útil para las personas con diabetes, y podría de hecho contribuir a la diabetes en personas con sobrepeso. Además, podría elevar el riesgo cardiovascular de otra manera.

La dosis típica de CLA oscila entre 3000 y 5000mg al día. Como

Riesgos Para La Salud De La Grasa Abdominal

sucede con todos los suplementos que se toman en dosis tan altas, es importante adquirir una marca de buena reputación, ya que incluso las cantidades más pequeñas de contaminantes tóxicos en cualquier medicamento o suplemento podría acumularse rápidamente.

El cromo es un oligoelemento esencial para el cuerpo humano. A menudo se venden suplementos de cromo para la pérdida de peso, particularmente para personas obesas que pueden correr el riesgo de desarrollar diabetes. Los científicos han estudiado el papel potencial de este suplemento en el control del peso. La mejor fuente, y la más segura, de cromo es la comida. Los granos integrales, los cereales de salvado precocinados, los mariscos, las judías verdes, el brócoli, las ciruelas, las nueces, la mantequilla de maní y las patatas son ricos en cromo. Las comidas azucaradas no contienen mucho cromo, e incluso podrían causar la pérdida de éste; la vitamina C puede incrementar su absorción. No se exceda en la cantidad de píldoras multivitamínicas/minerales – de 20 a 120 microgramos –, que preferiblemente no deberían venir en forma de picolinato de cromo.

LA ENFERMEDAD DE LA ENCÍA Y SU SALUD

La Salud Bucal es importante para la salud y el bienestar generales; no se puede ser saludable sin salud bucal. Sin lugar a dudas, la salud bucal y el bienestar general están estrechamente vinculados. Casi de 3 de cada 10 adultos de más de 65 años han perdido todos sus dientes, debido principalmente a caries y enfermedad de las encías, que afecta a cerca del 25% de los adultos norteamericanos. La pérdida de los dientes tiene efectos más que cosméticos – puede contribuir a problemas nutricionales limitando los tipos de comida que una persona puede comer.

De la misma manera que los exámenes médicos rutinarios pueden ayudar a prevenir problemas de salud, los exámenes dentales son de igual importancia. La evidencia muestra que una infección por periodontitis, o enfermedad de la encía, puede ser causa de riesgo de otros padecimientos serios, ¡como enfermedad cardíaca, accidentes cerebrovasculares y más!

Es posible que usted no se dé cuenta de que la salud bucal no es importante solamente para tener una bonita sonrisa y poder comer maíz

La Enfermedad De La Encía Y Su Salud

en mazorca. Una buena salud bucal es esencial para la calidad de vida. Considere las siguientes razones:

- Cada diente en la boca juega un papel importante en el habla, para masticar y para mantener los otros dientes debidamente alineados.
- Una causa importante de fallo en la sustitución de articulaciones son las infecciones, que pueden viajar desde la boca al área de la sustitución, en personas con enfermedad periodontal.
- Las personas con dentaduras postizas, dientes flojos, o que les faltan dientes a menudo tienen una dieta restringida ya que morder frutas y vegetales frescos puede ser no sólo difícil, sino doloroso. Esto significa que probablemente no están recibiendo una nutrición apropiada.
- La mayoría de los hombres y mujeres de 65 años o más reconocen que una sonrisa es muy importante para la apariencia de una persona.
- Y, quizá lo más importante, investigaciones recientes sugieren que la enfermedad periodontal está relacionada con varios problemas importantes de salud, como la enfermedad cardíaca, los accidentes cerebrovasculares, enfermedades respiratorias y diabetes.

El cincuenta por ciento de todas las personas de más de 18 años padecen al menos del estadio temprano de la enfermedad de la encía, gingivitis. La enfermedad de la encía, en un momento u otro, afecta a tres de cada cuatro personas de más de 35 años.

¡Usted debería estar al tanto de que el estadio temprano de la enfermedad de la encía ocurre SIN DOLOR! Aún así, las encías y los huesos pueden estar dañados, silenciosa y seriamente, por una infección que se expande de las encías a otras partes del cuerpo. Además, dientes perfectamente sanos pueden a la larga aflojarse y caerse.

Más de la mitad de los pacientes de más edad no comprenden que tomar ciertos medicamentos puede afectar la salud de sus bocas. Por ejemplo, muchos medicamentos, incluyendo los diuréticos, pueden reducir el flujo salival. La resequedad en la boca puede causar un incremento en la acumulación de placas, lo cual eleva el riesgo de enfermedad periodontal. Igualmente, algunos bloqueadores de canales de calcio pueden provocar que las encías crezcan por encima de los dientes.

Las Infecciones Dentales Sí Van Más Allá De Las Encías:

- **Accidente cerebrovascular:** Un nuevo estudio de los depósitos grasos alojados en las arterias carótidas de pacientes que sufrieron un accidente cerebrovascular muestra que el 70% contienen bacterias – y que el 40% de esas bacterias vienen de la boca.
- **Enfermedad cardíaca:** Las bacterias se mezclan con las células de la coagulación, llamadas plaquetas, y forman un agregado que viaja a través de los vasos sanguíneos y puede causar la formación de coágulos de sangre que detengan el corazón.
- **Pulmones:** Se ha demostrado que las personas que tienen una gran acumulación de sarro y de placas en los dientes corren el riesgo de padecer de enfermedad pulmonar crónica, incluyendo la neumopatía obstructiva crónica y neumonía.
- **Diabetes:** Un estudio mostró que los diabéticos con enfermedad

La Enfermedad De La Encía Y Su Salud

de la encía tenían tres veces más probabilidades de sufrir infartos cardíacos que aquellos sin enfermedad de la encía.

- **Nacimiento pretérmino espontáneo (en mujeres):** Las mujeres con enfermedad de la encía tienen de 7 a 8 veces más probabilidades de dar a luz prematuramente a bebés bajos de peso. Los investigadores creen que una infección leve, a menudo por la enfermedad de la encía, puede estar relacionada con el nacimiento pretérmino.

Las mujeres menopáusicas o post-menopáusicas pueden experimentar cambios en sus bocas. Estudios recientes sugieren que, debido a las deficiencias de estrógenos, las mujeres post-menopáusicas podrían correr un riesgo mayor de enfermedad periodontal severa y pérdida de dientes.

Además, los cambios hormonales en las mujeres mayores pueden tener como resultado incomodidad en la boca, incluyendo resequedad, dolor y sensaciones de ardor en el tejido de la encía, y el gusto puede verse afectado, a menudo salado, picante o agrio.

El desgaste óseo está asociado con la enfermedad periodontal y la osteoporosis. La osteoporosis podría provocar pérdida de los dientes porque la densidad del hueso que soporta los dientes puede haber disminuido. Se están realizando más investigaciones para determinar si existe una relación entre la osteoporosis y la enfermedad periodontal.

Para mantener los dientes durante toda la vida, es necesario quitar las placas de los dientes y las encías todos los días, con un cepillado apropiado y con el uso del hilo dental. Los exámenes dentales habituales también son importantes. La limpieza diaria ayuda a mantener en un mínimo la formación de cálculos, pero no la previene completamente.

La Información Es La Mejor Medicina

Es necesaria una limpieza profesional, al menos dos veces al año, para eliminar los cálculos de los lugares a los que el cepillo o el hilo dental no hayan podido llegar.

La buena noticia es que la enfermedad de la encía es fácil de prevenir si se mantiene una salud bucal básica.

Vea a un periodontólogo si usted o su dentista nota algún problema con el tejido de la encía. Los problemas pueden incluir:

- Sangramiento de las encías durante el cepillado
- Encías enrojecidas, hinchadas, o sensibles
- Encías que se han alejado de los dientes
- Mal aliento persistente
- Pus entre los dientes y las encías
- Dientes flojos o separados
- Un cambio en la manera en que sus dientes se acomodan cuando muerde
- Un cambio en el ajuste de su dentadura postiza

A menudo se subestima la salud bucal, pero es una parte esencial de nuestras vidas cotidianas. Una buena salud bucal mejora nuestra habilidad para hablar, sonreír, oler, saborear, tocar, masticar, tragar, y expresar nuestros sentimientos y emociones con expresiones faciales. Sin embargo, las enfermedades bucales, que van desde las caries hasta el cáncer bucal, causan dolor y discapacidad.

El efecto que la enfermedad de la encía tiene en la salud general está directamente relacionado con la magnitud y la duración de la infección. La enfermedad de la encía de grado moderado y avanzado expone el cuerpo a cantidades excesivas de bacterias dañinas las 24 horas del día, los

La Enfermedad De La Encía Y Su Salud

siete días de la semana, durante el tiempo que dure la infección. Esta infección bacteriana le causa un estrés significativo al sistema inmunológico, y esto puede reducir la capacidad del cuerpo de combatir otras infecciones y enfermedades.

Mientras los políticos de la nación están batallando como niños, no debemos pasar por alto el papel que juega la salud dental en el costo de la atención de salud en este país.

Muchos estudios han proporcionado evidencias del efecto dramático que tiene la enfermedad de la encía en los costos de la atención de salud. En 2007, sólo en los Estados Unidos, gastamos 2.2 TRILLONES de dólares en atención de salud. Un estudio demostró que se podría ahorrar el 21% del costo total de la atención de salud si se eliminara la enfermedad de la encía. Esto equivale a cerca de 500 millones de dólares ahorrados al año, simplemente eliminando la enfermedad de la encía.

TENGA CUIDADO CON LA MEDICINA NATURAL

Durante años, he sufrido de ansiedad mirando la explosión de esa "industria artesanal" de herboristas, neurópatas, doctores "holísticos", y semejantes. Ahora, los más perspicaces señalan que yo también fui conocido una vez por mis contribuciones a esta creciente población. Pero, como todo buen pecador, me he arrepentido, y he jurado no volver a pecar jamás. (¡Gracias, Dr. Edward S. Cooper!)

Permítame explicarle. Hace más de treinta años, luego de haber sido un estudiante de pre-medicina, tomé la decisión de no entrar en la Facultad de Medicina, y en su lugar dirigir mis intereses y talentos a fomentar la habilidad de las personas para controlar mejor sus propias vidas y su salud. Esto me llevó por un largo camino (que incluyó años de trabajo con Dick Gregory), y finalmente a ser lo que algunos consideran una voz importante en la promoción y la educación en salud.

En mi viaje hice algunas "paradas" como herborista, dueño de un

Tenga Cuidado Con La Medicina Natural

centro homeopático, columnista y conferencista de salud y comentador en los medios.

La parte más inquietante de estas experiencias, como "pecador", fue la velocidad a la que las personas estaban preparadas para hacer, o tomar, cualquier cosa que yo les sugiriera para "curar sus molestias". Sin importar que estuvieran al cuidado de un profesional médico por padecimientos serios.

El efecto que esto tuvo en mí me impulsó a hacer dos cosas: 1) hacer todo lo que pudiera para asegurarme de que <u>todo</u> lo que dijera o escribiera estuviera basado en tanta información científica y/o investigativa como fuera posible. Leí y estudié tanto como cualquier doctor o científico. 2) Me adhiero firmemente a la premisa de que no existe "alternativa" alguna a un médico. Esto me ha llevado a promover la Medicina Complementaria y Alternativa (MCA). Esto significa que no hago, digo o sugiero nada a nadie sin el conocimiento y/o aprobación de su médico.

Tiemblo cuando escucho a las personas que se jactan de ignorar las recomendaciones de sus doctores, ya sea porque "no creen en la medicina de los Doctores", o porque "un herborista les miró a los ojos" y les dijo que tenía justo lo necesario para su padecimiento.

Recientemente, escuché una historia sobre un trágico ejemplo de cuán equivocadas pueden estar estas decisiones, y lo costosas que pueden resultar (en términos de la vida y el riesgo permanente para la salud).

Durante años, no he escrito ni hablado públicamente sobre mi desprecio por lo que considero comportamiento de charlatán (alguien que asegura falsamente que posee habilidades o técnicas especiales) en nombre de "sanar" a las personas, y ayudarles a conocer la "vía natural". Pero como estos incidentes siguen ocurriendo, y la pérdida o el daño a un

La Información Es La Mejor Medicina

ser querido devastan familias, no puedo seguir callado. Tengo que vivir con mi consciencia. Me ha sido dado el privilegio de ser una fuente de información confiable y valiosa, así que esto se añade a la creciente lista de temas sobre los que escribiré.

El uso de suplementos dietéticos se ha incrementado enormemente en los últimos años. Cada vez más, las personas toman hierbas y otras sustancias "naturales" además de vitaminas y minerales. Sin embargo, estos llamados productos nutricionales no son regulados tan estrictamente por la ley como lo son los medicamentos por receta, y para usarlos sabiamente, los consumidores deberían conocer los riesgos y beneficios asociados a estos suplementos. Los suplementos dietéticos se anuncian como desencadenantes inmunológicos, maravillas para perder peso, "poder cerebral", elixires que expanden los músculos, y mucho más. Se pueden comprar en los estantes de las tiendas de comida saludable, farmacias y supermercados. Integran una categoría de aditivos nutricionales que una vez sólo formaban las vitaminas y los minerales, pero que ahora también incluye las hierbas, aminoácidos, aceites de pescado, hormonas, y muchas otras sustancias. No sólo es la colección de suplementos deslumbrante, sino que su popularidad está en alza.

¡Sólo en Estados Unidos, las ventas de vitaminas y minerales han alcanzado los $25 miles de millones al año! Y aunque los Estados Unidos representan apenas el 5% de la población mundial, compramos más del 30% de todos estos suplementos. Parte de la razón es que los elevados costos médicos motivan tanto la prevención como el cuidado personal. Como muchas otras cosas, esto afecta de manera desproporcionada de los afro-norteamericanos y a otras comunidades carentes de servicios, y acuden a estas "alternativas" en números relativamente grandes.

Tenga Cuidado Con La Medicina Natural

Hasta la ciencia le ha dado credibilidad a un puñado de las pretensiones en nombre de los suplementos dietéticos. Algunos estudios han sugerido, por ejemplo, que las vitaminas pueden ayudar a prevenir padecimientos serios como la enfermedad cardíaca y el cáncer. Todo esto ha causado una histeria en los medios al respecto de las investigaciones más recientes sobre remedios naturales. Vemos a Madison Avenue usando personas, lugares y cosas que queremos para apelar a nuestras emociones, igual que harían para vendernos autos o "comidas felices". Me escandalizó (aunque no debió hacerlo) escuchar a un prominente líder nacional de los derechos civiles como portavoz de un "nuevo" producto a base de hierbas para los padecimientos prostáticos de los hombres.

Al mismo tiempo, suplementos de todo tipo han pasado de los minoristas, como las tiendas de comida saludable, a las farmacias y los supermercados, y han adquirido una mayor disponibilidad, así como un mayor atractivo para el gran público. Y las pretensiones han ido mucho más allá de lo que la ciencia ha demostrado, atrayendo a todos desde atletas hasta personas con enfermedades crónicas.

La "verdadera" terapia natural con hierbas incluye pruebas científicas, informes honestos de los resultados, y que hagan uso de las hierbas efectivas los practicantes informados y el público. También incluye la producción y el mercadeo ético de los productos a base de hierbas. La verdadera terapia natural con hierbas, que honra el maravilloso mundo de las plantas, sí existe como parte de la ciencia de la farmacología. Sin embargo, esta terapia tiene un lado oscuro.

La medicina a base de hierbas es, desde hace tiempo, una alternativa para aquellos que buscan remedios de salud sin utilizar fármacos potentes.

La Información Es La Mejor Medicina

Aunque estas hierbas tienden a tener menos efectos secundarios, bien pueden causar reacciones adversas si se utilizan de manera inapropiada.

Los medicamentos a base de hierbas, como otros medicamentos, pueden ocasionalmente contener otros aditivos que ayudan a preservar la píldora o a mejorar el efecto de la hierba. Es importante estar al tanto de qué contienen sus medicamentos a base de hierbas, en particular si usted es alérgico a algún aditivo. Esta información a menudo está fácilmente disponible en el frasco; en otras ocasiones, puede que tenga que investigar un poco antes de comenzar a ingerir alguna hierba.

Es aconsejable tener cuidado con las muchas píldoras, cápsulas, polvos y líquidos que están en los estantes y que no han sido probados. He aquí algunos consejos para lidiar con el enigma de los suplementos:

- Antes de tomar un suplemento, averigüe qué evidencia sustenta los beneficios y peligros que se anuncian.
- Es buena idea recoger datos de varias fuentes, no sólo de un libro o artículo de revista.
- Entérese de qué saben los científicos "de verdad" acerca de las dosis seguras y cómo no excederse.

En algún lugar, mientras usted lee esta columna, hay alguien muerto o sufriendo por no haber contado con el beneficio de esta información.

Todo el mundo sabe que los consumidores compran los suplementos para prevenir o tratar sus malestares y así escapar a los efectos secundarios adversos, alergias o mareos que puedan haberle provocado los medicamentos por receta. Las personas compran suplementos para tener una mejor calidad de vida. Los consumidores también quieren alimentos y

Tenga Cuidado Con La Medicina Natural

suplementos más seguros. Las personas también compran suplementos por miedo.

La pregunta que hay que hacerse no es si los suplementos te hacen más sano, sino cuáles son los riesgos. ¿Está usted seguro de que la persona que se los "prescribe" sabe de qué está hablando, tiene el entrenamiento adecuado para ayudarlo, o es usted simplemente un buen cliente? ¿Y cómo llegan estas personas a ser "Doctores"?

CÓMO AFECTAN LOS MEDICAMENTOS EL SISTEMA DIGESTIVO

Muchos medicamentos orales pueden afectar el sistema digestivo. Éstos pueden ser por receta (aquellos prescritos por un médico y dispensados por un farmacéutico) o sin receta. Aunque por lo general estos medicamentos son seguros y efectivos, algunas personas pueden experimentar efectos dañinos.

De hecho, muchas personas no sólo sufren, sino que comienzan a tomar otro medicamento para los problemas causados por tomar apropiadamente un medicamento normalmente recetado.

He aquí algunas de las maneras en que los medicamentos por receta pueden afectarlo:

El esófago

Algunas personas tienen dificultades para tragar medicamentos en forma

Cómo Afectan Los Medicamentos El Sistema Digestivo

de tabletas o cápsulas. Las tabletas o las cápsulas que se quedan en el esófago pueden liberar químicos que irritan el endotelio del esófago. La irritación puede provocar úlceras, hemorragias, perforaciones (un agujero o un desgarramiento) y constricciones (estrechamientos) del esófago. El riesgo de daño al esófago por píldoras es mayor en personas con padecimientos relacionados con el esófago, tales como constricciones, esclerodermia (endurecimiento de la piel), acalasia (actividad muscular irregular del esófago, que retrasa el paso de la comida), y accidente cerebrovascular.

Algunos medicamentos pueden provocar úlceras cuando se alojan en el esófago. Estos medicamentos incluyen la aspirina, varios antibióticos como la tetraciclina, cloruro de potasio, vitamina C, y hierro.

Reflujo esofágico

El músculo del esfínter esofágico inferior (EEI) está entre el esófago y el estómago. Este músculo permite el paso de la comida hacia el estómago después de tragar, y luego evita el paso de vuelta hacia el esófago. Algunos medicamentos interfieren con la acción del esfínter, lo cual eleva las probabilidades de reflujo de los contenidos altamente ácidos del estómago hacia el esófago.

Los medicamentos que pueden causar reflujo esofágico incluyen los nitratos, diuréticos, bloqueadores de canales de calcio, y píldoras anticonceptivas.

El estómago

Uno de los daños por píldoras más común es la irritación del endotelio del estómago, provocada por los medicamentos anti-inflamatorios no esteroideos (AINE).

Los AINE pueden irritar el estómago debilitando la capacidad del endotelio de resistir el ácido fabricado en el estómago. A veces esta irritación puede causar inflamación del endotelio estomacal (gastritis), úlceras, hemorragias, o perforaciones del endotelio. Las personas mayores en especial corren riesgo de irritación por AINE, porque es más probable que tomen analgésicos para la artritis y otros padecimientos crónicos. También corren riesgo las personas con un historial de úlceras pépticas y complicaciones relacionadas o gastritis.

Demora en el vaciado del estómago

Algunos medicamentos hacen que la actividad nerviosa y muscular del estómago disminuya. Esta disminución provoca que los contenidos del estómago se vacíen a una velocidad menor de lo normal.

Los medicamentos que pueden causar esta demora incluyen aquellos utilizados para tratar el Parkinson y la depresión.

Estreñimiento

El estreñimiento puede ser causado por varios medicamentos. Éstos afectan la actividad muscular y nerviosa del intestino grueso (colon). Esto tiene como resultado lentitud y dificultad en el paso del excremento. Los medicamentos pueden también absorber el líquido intestinal y endurecer los excrementos.

Los medicamentos que comúnmente causan estreñimiento incluyen

Cómo Afectan Los Medicamentos El Sistema Digestivo

los medicamentos para la hipertensión, la ansiedad y el colesterol, el hierro y los antiácidos que contienen mayormente aluminio.

Diarrea

La diarrea es un efecto secundario común de muchos medicamentos. A menudo es provocada por los antibióticos, que afectan las bacterias que normalmente viven en el intestino grueso.

Los cambios que provocan los antibióticos en las bacterias intestinales permiten el sobrecrecimiento de otras bacterias, lo cual es la causa de una diarrea inducida por antibióticos más grave.

La diarrea puede también ser un efecto secundario de los medicamentos que alteran los movimientos o el contenido de fluidos del colon. Los antiácidos que contienen magnesio pueden actuar como laxantes y provocar diarreas si se utilizan en exceso. Además, el abuso de laxantes puede tener como resultado daños a los nervios y músculos del colon y provocar diarrea.

El hígado

El hígado procesa la mayoría de los medicamentos que entran al torrente sanguíneo y gobierna la actividad de los medicamentos en todo el cuerpo. Una vez que un medicamento entra en el torrente sanguíneo, el hígado lo transforma en químicos que el cuerpo puede usar y elimina los químicos tóxicos que otros órganos o pueden tolerar. Durante este proceso, estos químicos pueden atacar y dañar el hígado.

Los síntomas de daño hepático inducido por medicamentos pueden parecerse a los de cualquier enfermedad hepática aguda o crónica. La

La Información Es La Mejor Medicina

única manera en la que un doctor puede diagnosticar daño hepático inducido por medicamentos es suspender el uso de los medicamentos sospechosos y descargar otras enfermedades hepáticas a través de exámenes diagnósticos. En raras ocasiones, el uso prolongado de un medicamento puede provocar daño hepático crónico y la formación de tejido cicatricial (cirrosis).

Los medicamentos que pueden provocar daños severos al hígado incluyen grandes dosis de acetaminofén (e incluso en pequeñas dosis si se toma con alcohol), y vitaminas como la vitamina A y la niacina.

Siempre hable con su doctor antes de tomar un medicamento (por receta y sin receta) por primera vez, y antes de añadir cualquier medicamento nuevo a los que ya está tomando. Algunos medicamentos, cuando se toman juntos, pueden interactuar y tener efectos secundarios dañinos. Además, dígale a su doctor si tiene alguna alergia a alimentos y medicamentos, y si tiene algún padecimiento médico como diabetes, enfermedad renal o enfermedad hepática.

Asegúrese de comprender todas las instrucciones para tomar el medicamento, incluyendo la dosis y la frecuencia, posibles interacciones con alimentos, alcohol y otros medicamentos, efectos secundarios y advertencias. Si usted es un adulto mayor, lea cuidadosamente todas las instrucciones y pregúntele a su doctor sobre el medicamento. A medida que usted envejezca, puede volverse más susceptible a las interacciones entre medicamentos que pueden tener efectos secundarios.

A medida que envejezca, puede que tenga que enfrentar más padecimientos que requieran tratamiento habitual. Es importante ser consciente de que un uso incrementado de medicamentos y los cambios normales en el cuerpo producto del envejecimiento pueden incrementar

Cómo Afectan Los Medicamentos El Sistema Digestivo

la probabilidad de interacciones indeseables o incluso dañinas. Con la edad, los cambios en el cuerpo pueden afectar la manera en que los medicamentos se absorben y se usan. Por ejemplo, los cambios en el sistema digestivo pueden afectar la velocidad a la que los medicamentos entran en el torrente sanguíneo. Los cambios de peso corporal pueden influenciar la cantidad de medicamento que necesita tomar y cuánto tiempo permanece en su cuerpo. El sistema circulatorio puede ralentizarse, lo cual puede afectar la velocidad a la que los medicamentos llegan al hígado y a los riñones. Puede también que el hígado y los riñones trabajen más lentamente, y esto afecta cómo un medicamento se descompone y se elimina del cuerpo. Debido a estos cambios en el cuerpo, existe un riesgo mayor de interacciones en los adultos mayores. Las interacciones entre medicamentos ocurren cuando dos o más medicamentos reaccionan entre ellos y provocan efectos no deseados. Este tipo de interacción puede también provocar que un medicamento no funcione bien, o incluso hacer que un medicamento sea más fuerte de lo que debería ser. Por ejemplo, no debería tomar aspirina si está tomando un anticoagulante por receta, como la warfarina, a no ser que su profesional de la salud se lo diga.

Mientras más conozca sobre sus medicamentos, y mientras más hable con su profesional de atención de salud, más fácil le será evitar problemas con los medicamentos – especialmente en el sistema digestivo.

INFORMACIÓN SOBRE EL REFLUJO ÁCIDO

- Sufre usted de acidez? ¿Le parece que, no importa lo que coma, seguirá sufriendo de acidez?

La enfermedad de reflujo gastroesofágico, comúnmente llamada ERGE o reflujo ácido, es un padecimiento en el cual el líquido contenido en el estómago se regurgita (vuelve a entrar) en el esófago. La ERGE es un padecimiento crónico. Una vez que comienza, generalmente dura toda la vida.

La primera función del estómago es aceptar y almacenar la comida que entra en él. En respuesta a la llega de comida, las glándulas presentes en el endotelio del estómago producen ácido estomacal (o ácido gástrico) – otro jugo digestivo.

Los músculos en las paredes del estómago ayudan a remover la comida y el ácido para asegurar que se mezclen bien. El ácido estomacal ayuda a descomponer la comida en pedazos más pequeños y más fáciles de digerir.

Información Sobre El Reflujo Ácido

Algunos de los beneficios de un buen suministro de ácidos son:

- Es necesario para una apropiada absorción del calcio
- Mata bacterias, virus, etc.
- Facilita la digestión apropiada de proteínas

La intención de la naturaleza era que consumiéramos alimentos ricos en enzimas y masticáramos debidamente la comida. Si hiciéramos esto, la comida entraría al estómago cubierta de enzimas digestivas. Estas enzimas luego "pre-digerirían" la comida durante alrededor de una hora – en realidad, descompondrían tanto como el 75% de la comida consumida.

Es sólo después de este período de "pre-digestión" que se introducen el ácido clorhídrico y la pepsina. Una vez que este concentrado entra en el intestino delgado, el ácido se neutraliza y el páncreas vuelve a introducir enzimas digestivas en el proceso. Cuando se completa la digestión, los nutrientes pasan a través de la pared intestinal hacia el torrente sanguíneo.

Esa era la intención de la naturaleza. Desafortunadamente, ¡la mayoría de nosotros no vivimos nuestras vidas como lo planeó la naturaleza!

El procesamiento y la cocción de la comida destruyen las enzimas. (Cualquier nivel de calor sostenido de aproximadamente 118-129º F destruye prácticamente todas las enzimas.) Esto significa que, para la mayoría de nosotros, la comida que entra en el estómago tiene una severa carencia de enzimas. Luego, la comida se queda allí durante una hora, como un bulto pesado, y ocurre muy poca pre-digestión. Esto obliga al cuerpo a producir grandes cantidades de ácido estomacal, en intento por sobrecompensar.

Muchas personas intentan aliviar la acidez bebiendo leche antes de dormir. Pero a menudo, la leche termina provocando acidez durante el sueño. Para comprender la situación, tenemos que darnos cuenta que la raíz del problema es comer en exceso en la cena. Comer mucho en la cena provoca una producción excesiva de ácido estomacal. Beber leche puede ser un remedio rápido para el problema de reflujo. Desafortunadamente, con la leche ocurre un fenómeno de rebote y a la larga estimula la secreción de más ácido estomacal, lo cual provoca el reflujo ácido. Para solucionar el problema, intente ajustar su dieta para comer poco en la cena y tomar una merienda ligera, como galletas, antes de dormir.

Primero que todo, trate de comer poco y a menudo, en vez de tres comidas grandes al día. Tomar cantidades pequeñas de comida cada vez aligera la carga de trabajo del estómago y, por tanto, se requiere una secreción menor de ácido para la digestión. Asegúrese de incluir alimentos ricos en **carbohidratos** complejos en cada comida. Estos alimentos, como el arroz, el pan y las pastas, pueden absorber el ácido estomacal excedente y a menudo requieren poco esfuerzo por parte del estómago.

Los alimentos altos en grasa permanecen más tiempo en el estómago, y generan la necesidad de producir más ácido estomacal para ser digeridos. Asegúrese de evitar o limitar el consumo de alcohol. La cerveza es la peor de todos. Puede duplicar el ácido estomacal en menos de una hora.

Durante un período de tiempo prolongado, el reflujo ácido desgasta el esfínter esofágico interior o EEI, que es la válvula que mantiene dentro del estómago el ácido estomacal y sus contenidos, y evita mecánicamente que una cantidad normal de ácido penetre en el esófago y la garganta. Cuando el EEI ha sufrido daños por reflujo ácido más allá de cierto nivel, ya no es capaz de desempeñar su función, y se experimentará reflujo ácido a no ser que se lleve a cabo una cirugía para reparar el daño.

Cuando el ácido estomacal refluido toca el endotelio del esófago, produce una sensación de ardentía en el pecho o en la garganta llamada

Información Sobre El Reflujo Ácido

acidez. Incluso puede sentirse el sabor del reflujo en la boca, y esto se llama indigestión ácida. La acidez ocasional es común, pero no significa necesariamente que exista un padecimiento de reflujo ácido. La acidez que ocurre más de dos veces por semana puede considerarse "Enfermedad Crónica de Reflujo Ácido", y a la larga puede producir otros problemas de salud más serios.

En dependencia de cuán severo sea su "Reflujo Ácido Crónico", el tratamiento puede incluir uno o más de los siguientes cambios en el estilo de vida y medicamentos o cirugía.

Tomar suplementos de enzimas digestivas para reducir la necesidad de ácido estomacal. Esto le da al cuerpo la oportunidad de descansar y recuperar su capacidad de producir ácido estomacal suficiente.

Mezcle una cucharadita de vinagre de sidra de manzana con agua y un poquito de miel de abeja, y tómelo con cada comida. Podrá aumentar gradualmente el vinagre hasta 3 o 4 cucharadas en agua si lo necesita.

Tomar suplementos de clorhidrato de betaína (CHB o HCL) en píldoras también puede ayudar, pero una dosis mayor que la mínima que se encuentra en la mayoría de las tiendas de comidas saludables sólo debería administrarse bajo supervisión de un profesional de la salud para prevenir daños al endotelio estomacal.

Cuando experimentamos acidez crónica, el primer paso para controlar la acidez es llevar un registro de las posibles causas de los ataques, la severidad de los ataques, cómo reacciona nuestro cuerpo, y qué nos alivia. El siguiente paso es llevarle esta información a nuestro doctor para que ambos podamos determinar qué cambios deberemos hacer en nuestro estilo de vida y qué tratamientos nos aliviarán más.

Si usted ha estado usando antiácidos durante más de 2 semanas, es momento de ver a un doctor.

HECES FECALES: ¿FLOTAN O SE HUNDEN?

Por petición popular, he aquí una revisitación de un tema que pocos se atreven a explorar – las heces fecales.

Normalmente, los movimientos intestinales frecuentes se consideran esenciales para una buena salud general. Pero, en la mayoría de los casos, los movimientos intestinales menos frecuentes son comunes y no son necesariamente motivo de preocupación. La regularidad de los movimientos intestinales y los hábitos de defecación varían de persona a persona.

Las heces fecales pueden decir mucho de la salud. Este puede no ser un tema del que típicamente se hablaría en una cena o una fiesta, pero en realidad hay más personas hasta cierto punto obsesionadas con esto de lo que usted podría imaginar. Deberíamos estar interesados en la apariencia y/o la condición de nuestras heces fecales.

La salud o el estado generales del tracto gastrointestinal o tracto GI, y la calidad y cantidad de su salida, son un buen indicador de la salud del

Heces Fecales: ¿Flotan O Se Hunden?

cuerpo. El tracto GI es una unidad de procesamiento de alta tecnología. Metaboliza todos los nutrientes que tomamos y elimina todo el desecho que genera el cuerpo. Lo que sale de él, las heces fecales o excremento, brinda información sobre cuán sano o cuán enfermo está el cuerpo.

Existen algunos medicamentos, como los medicamentos para la tensión arterial, antidepresivos y antihistamínicos – que pueden ralentizar el tracto GI. El estreñimiento o los movimientos intestinales irregulares, que tienen una miríada de causas, provocarán deposiciones aún más duras y secas (como vamos al baño menos a menudo, el excremento se queda atascado en el sistema y se reabsorbe el fluido). En algunas personas, consumir una dieta rica en productos lácteos puede provocar estreñimiento. Así que, si usted está experimentando problemas para ir al baño y, cuando finalmente va, tiene deposiciones secas y difíciles de pasar, intente reducir su consumo de lácteos durante una semana o dos para ver si esto ayuda. Aunque la deshidratación también puede causar este problema. Si al cuerpo le falta agua, su sistema la extraerá, y la conservará, de donde pueda encontrarla.

La calidad de las heces fecales es la manera que tiene la naturaleza de decirnos nuestro nivel de salud. Igual que necesitamos monitorear lo que entra por la boca, la investigación de las deposiciones nos brindará información valiosa sobre nuestra autopista a la salud, el tracto digestivo.

Esta es la razón por la que el intestino grueso es el primer órgano que se desarrolla en el feto. Es el órgano más importante e influyente del cuerpo. Sin un saneamiento apropiado, no puede existir la vida. Las señales más fieles de que nuestro sistema de desechos no está funcionando como debe son: mal aliento, deposiciones malolientes, ¡y es imposible salir del baño sin usar ambientador!

La Información Es La Mejor Medicina

Lo que indica que las heces fecales son saludables es, primeramente, que flotan. Las heces fecales que flotan son una bendición y una maldición. Pueden flotar porque están tan llenas de burbujas y de gas que son anormales. Por otra parte, pueden flotar porque contienen demasiada grasa, o pueden flotar porque son altas en fibras, que son las que queremos.

Ésta es la gran pregunta:

Cuando usted tiene un movimiento intestinal, ¿sus heces fecales flotan o se hunden?

Lo que determina si *flotan o se hunden* no es el peso de las heces fecales, sino más bien su densidad. Para decirlo simplemente, "los que flotan" están inflados por el aire que contienen. Para que se hundan, se requiere mucha más fibra en la dieta.

Pueden flotar, producto del gas en la deposición, resultado de un cambio en la dieta. Quizá recientemente usted comenzó a consumir alimentos más altos en fibra, por ejemplo. La grasa sin digerir también hará que las heces fecales floten. Esto podría ser un indicio de que su dieta es demasiado alta en grasa, o podría haber un problema con la absorción de los nutrientes en su dieta. Las heces fecales que resultan de una absorción deficiente de la comida a menudo dejan una película de grasa en el agua, y son bastante grandes.

Si usted sufre de estreñimiento, puede que produzca deposiciones compactas, que se "hundirán" por su densidad y falta de humedad. Necesitará incluir más fibra, soluble e insoluble, en su dieta para aumentar el grosor de sus deposiciones y lograr que el sistema digestivo vuelva a trabajar de manera apropiada. Y beba más agua. El intestino y el colon necesitan agua para trabajar de manera eficiente, igual que el resto del cuerpo.

Heces Fecales: ¿Flotan O Se Hunden?

La verdad es que las heces fecales saludables ni flotan ni se hunden – es una combinación de ambas. Si su salud general es buena, tendrá algunas que se hundan, otras que floten y otras que se quedan en el agua, sin hundirse ni flotar. Siempre y cuando sus deposiciones sean suaves, relativamente gruesas y pasen fácilmente y sin dolor, y que no haya señal de sangre o de mucosa excesiva en las deposiciones, todo va bien por allá abajo.

Queremos deposiciones que no manchen el inodoro. Queremos que se queden juntas y no se dispersen, que no tengan mal olor, que no tengan partículas de comida sin digerir, que tengan un volumen amplio, que se limpien con facilidad y quedarnos con una sensación definitiva de evacuación completa.

Para limpiarse, sólo deberían hacer falta unos cuantos pedazos de papel higiénico – no un rollo completo. Es increíble cuán a menudo las personas NO tienen esta sensación de evacuación completa. Queremos uno o más movimientos intestinales al día.

El proceso digestivo puede variar, en dependencia de lo que se come y del metabolismo de la persona. Por ejemplo, la grasa demora mucho más en digerirse que los azúcares. La fibra en la dieta acelera el tiempo de tránsito (el tiempo entre masticar y defecar). Generalmente, oscila entre 24 y 48 horas para los hombres, y ligeramente más para las mujeres. Para masticar, hacen falta de 5 a 30 segundos, y luego para tragar, hasta 10 segundos. La comida entra en el estómago donde se revuelve y es descompuesta por ácidos corrosivos, a saber, ácido clorhídrico. La comida puede permanecer en el estómago de 1 a 4 horas, después de las cuales se vacía en el intestino delgado en una forma semi-líquida llamada quimo. Aquí es donde la mayor parte de la digestión tiene lugar.

La Información Es La Mejor Medicina

En otras palabras, la mayoría de los nutrientes son absorbidos del intestino delgado hacia el torrente sanguíneo. La naturaleza altamente ácida del quimo es neutralizada por el páncreas con bicarbonatos y bilis, de la vejiga y el hígado. Este proceso toma de 3 a 6 horas. Finalmente, cerca de 10 horas después de haber comido, esa pasta de comida sin digerir entra en el intestino delgado o colon. Aquí, puede tomar otras 18 horas, o incluso 2 días, eliminarla en forma de heces fecales. El agua y ciertas vitaminas son absorbidas del colon, pero la mayoría de los deshechos consiste de fragmentos de comida indigeribles, mayormente fibra de fruta, vegetales y granos.

El período de tiempo (tiempo de tránsito intestinal) que le toma a la comida que comemos llegar al sistema gastrointestinal y luego salir hacia el inodoro tendrá un gran impacto en la consistencia de las deposiciones. El tránsito intestinal puede variar enormemente. Depende de la salud general y de la dieta. Para una persona con una salud general buena y que consuma una dieta saludable, el tiempo de tránsito intestinal será de 40 a 45 horas. Mientras más tiempo pasan los desechos o el excremento en el tracto GI, más fluido se reabsorbe hacia el cuerpo y las deposiciones se vuelven más duras y secas.

Así que ya ve, el tiempo de tránsito para una comida puede tomar desde 22 horas y hasta dos días.

Y ahí lo tiene, ¡"del piquito al fondillito"!

LA VERDAD SOBRE LOS CARBOHIDRATOS

¿Por qué todo ese aspaviento con los carbohidratos? Comidas bajas en carbohidratos, dietas sin carbohidratos. ¿Qué son los carbohidratos, exactamente? ¿Deberíamos evitarlos porque engordan?

No hay duda de que el cuerpo humano utiliza los carbohidratos para producir energía de manera más eficiente (en contraste con las grasas y las proteínas). Así que, en realidad, no hay razón para evitar los carbohidratos, incluso si usted está tratando de perder peso. Pero hay una diferencia GRANDE entre los carbohidratos naturales, sanos, "buenos", que estamos diseñados para comer, y los carbohidratos no naturales, altamente procesados, "refinados", que tantos de nosotros consumimos diariamente.

Estos carbohidratos "malos" están contribuyendo a una crisis de salud en los Estados Unidos y otras partes del mundo, en forma de obesidad, diabetes, enfermedad cardíaca, y cáncer. Millones de personas simplemente no tienen consciencia de lo que le están haciendo a su cuerpo cada vez que comen carbohidratos procesados. Lo que es peor, muchos padres no se dan cuenta de que están condenando a sus hijos a una vida de problemas de salud permitiéndoles desarrollar un "hábito por la comida chatarra" en edades tempranas.

Los carbohidratos malos son alimentos con carbohidratos refinados y procesados a los que se les han quitado todos o casi todos sus nutrientes y fibra naturales, para hacerlos más fácil de transportar y más "amigables con el consumidor". La mayoría de los alimentos horneados, panes blancos, pastas, comidas rápidas, dulces y refrescos no dietéticos entran en esta categoría. La harina de trigo blanqueada y enriquecida y el azúcar blanco – junto con una lista de saborizantes, colorantes y preservantes artificiales – son los ingredientes más comunes utilizados para elaborar comidas con "carbohidratos malos".

Los carbohidratos malos son dañinos principalmente porque el cuerpo humano no es capaz de procesarlos muy bien. Nuestros sistemas digestivo y hormonal se desarrollaron a lo largo de millones de años. Sin embargo, ha sido sólo en los últimos 100 años que los humanos hemos tenido acceso en abundancia a estos carbohidratos altamente procesados. Nuestros cuerpos simplemente no han tenido tiempo de adaptarse y evolucionar para manejar los rápidos cambios en el procesamiento de los alimentos.

Debido a esto, la mayor parte de los carbohidratos procesados que consumimos hacen estragos en nuestros niveles naturales de hormonas. La producción de insulina, en especial, se desestabiliza cuando el cuerpo hace el intento de procesar las enormes cantidades de almidones y azúcares simples contenidos en una típica comida basada en carbohidratos malos. Esto produce fluctuaciones dramáticas en los niveles de glucosa en

La Verdad Sobre Los Carbohidratos

sangre – una de las razones principales por las que a veces nos sentimos adormilados luego de consumir una de estas comidas tan poco saludables.

Además, es importante darse cuenta de que la mayoría de los carbohidratos procesados suministran sólo calorías "vacías" – calorías con poco o ningún valor nutricional. Cuando comemos bastantes calorías vacías, el cuerpo las transformará rápidamente en grasa corporal de más. ¡Cualquiera que tenga un problema de peso lo sabe perfectamente!

El consumo habitual de grandes cantidades de "carbohidratos malos" altos en azúcar, bajos en fibra, y nutricionalmente pobres, a la larga nos expone a un riesgo mucho mayor de obesidad, diabetes, cáncer, enfermedad cardíaca, y más. Está claro que la abundancia de carbohidratos procesados y grasas trans que se encuentran en tantas comidas es una causa importante – si no la más importante – de muchos de nuestros problemas crónicos de salud hoy en día.

Los carbohidratos le suministran energía al cuerpo. Una vez que se consumen, viajan al hígado, que los descomponen en glucosa, o azúcar en sangre. Los carbohidratos se usan en especial para suministrarle energía al cerebro y al sistema nervioso central. Los carbohidratos se clasifican en complejos y simples. Esto refleja la velocidad a la que el azúcar se absorbe hacia el torrente sanguíneo.

Comer demasiados alimentos altos en carbohidratos puede hacer que el consumo de calorías aumente, provocando un aumento de peso no deseado. Alternativamente, la falta de carbohidratos puede provocar desnutrición y debilidad. Los carbohidratos suministran la mayor parte de la energía que el cuerpo necesita para funcionar. Alrededor del 55% de los alimentos energéticos deberían venir de diferentes variedades de carbohidratos. Sin embargo, una cantidad mayor que esa puede ser perjudicial para la salud. Alguien que obtiene el 75% o más de su energía total de los carbohidratos, puede sufrir una falta de proteínas y grasas.

Pueden originarse problemas de salud cuando alguien come demasiados carbohidratos complejos que contengan azúcares refinados. A estos azúcares les faltan vitaminas y fibra, pero ofrecen muchas calorías. Comer demasiado azúcar refino provocará aumento de peso. Algunos ejemplos de estos alimentos son la harina blanca, arroz pulimentado, el azúcar de mesa, y las pastas blancas. Una regla útil que hay recordar cuando comemos carbohidratos es comerlos en su forma más natural posible.

He aquí seis pautas a seguir para el consumo de carbohidratos, basadas en el conocimiento científico actual:

- *Obtenga la mayoría de los carbohidratos de frutas y vegetales.* Los carbohidratos son el principal macronutriente de las frutas y los vegetales. En otras palabras, estos alimentos contienen muchos más carbohidratos que proteínas o grasas.
- *Coma granos integrales en vez de granos procesados cuando sea posible.* No tiene nada de malo incluir una cantidad moderada de granos (trigo, arroz, etc.) en la dieta, pero estos granos deberían ser integrales, como el arroz no pulimentado, en vez de granos procesados como la harina blanca. A los granos procesados se les ha quitado la fibra, un tipo de carbohidrato indigerible que ralentiza la absorción de otros carbohidratos, y la mayoría de sus otros nutrientes.
- *Varíe el consumo de carbohidratos según el nivel de actividad.* Al contrario de las proteínas y las grasas, los carbohidratos se utilizan sólo para suministrar energía inmediata para la actividad

mental y física. Cualquier carbohidrato consumido en exceso, más allá de la cantidad requerida para cubrir las necesidades de energía física y mental inmediatas, es transformado en grasa corporal. Así que la cantidad de carbohidratos que usted consuma deberá ser determinada por su nivel de actividad. Si usted no hace ejercicios y tiene un trabajo de oficina, no debería consumir más de tres o cuatro gramos de carbohidratos por libra de peso corporal al día. Si usted realiza trabajo físico o hace ejercicios con moderación, trate de consumir cinco o seis gramos por libra. Si usted es altamente activo, serán necesarios siete u ocho gramos de carbohidratos por libra de peso corporal para mantener el funcionamiento óptimo del cuerpo.

- *Limite estrictamente su consumo de azúcar.* Deberían evitarse tanto como sea posible los azúcares que son agregados a los alimentos como las galletas dulces y las barras de chocolate, y a las bebidas como los cafés y bebidas isotónicas. A estos productos se les añaden muchas calorías y, por tanto, propician el aumento de peso. El consumo de grandes cantidades de azúcar, a lo largo de muchos años, también puede elevar el riesgo de diabetes tipo 2, independientemente del aumento de peso. Si en verdad existe algún "carbohidrato malo", es el azúcar.

- *Preste atención a cómo los carbohidratos lo afectan física y mentalmente.* Personas diferentes reaccionan a los carbohidratos de maneras diferentes. Algunas personas absorben los carbohidratos mucho más rápido que otras, y por esto son más susceptibles de sufrir "bajones de azúcar" una hora o dos después de haber comido alimentos altos en carbohidratos. Preste atención a cómo se siente y funciona después de consumir grandes cantidades de carbohidratos, y ajuste su dieta consecuentemente. Si se siente adormilado y rinde poco luego de comer carbohidratos, debería reducir la cantidad de carbohidratos en su dieta.

- ***Coma proteínas con los carbohidratos.*** Cuando se consumen proteínas con los carbohidratos, los carbohidratos toman más tiempo en ser absorbidos y la comida llena más. Es buena idea consumir alguna forma de proteína sin grasa cuando vaya a consumir alimentos altos en carbohidratos.

No se puede hablar de carbohidratos sin mencionar el índice glicémico (IG). El IG es un medio para comparar diferentes carbohidratos, ordenándolos por su efecto en los niveles de azúcar en sangre.

El índice glicémico de los alimentos es una ordenación por rango de los alimentos, basada en su efecto inmediato en los niveles de glucosa (azúcar) en sangre. Los alimentos con carbohidratos que se descomponen rápidamente durante la digestión tienen los índices glicémicos más altos. La respuesta que provocan en el azúcar en sangre es rápida y alta. Los carbohidratos que demoran en descomponerse, y liberan glucosa gradualmente hacia el torrente sanguíneo, tienen bajos índices glicémicos. ¿Cuál es la significación del Índice Glicémico?

- Un IG bajo significa una menor elevación en el nivel de azúcar en sangre y puede ayudar a controlar una diabetes diagnosticada.
- Las dietas basadas en IG bajos pueden ayudar a las personas a perder peso y disminuir los lípidos en sangre.
- Las dietas basadas en IG bajos pueden mejorar la sensibilidad del cuerpo a la insulina.

La Verdad Sobre Los Carbohidratos

- Los alimentos con IG altos pueden reaprovisionar las reservas de carbohidratos después del ejercicio.

Cómo cambiar a una dieta basada en IG bajos:

- Cereales para el desayuno basados en afrecho de trigo, cebada y avena
- Pan hecho de granos integrales
- Pastas y arroz en lugar de patatas
- Aderezos de vinagre y limón

En resumen, la meta debería ser diseñar un buen plan que incluya los alimentos de IG bajo. De esta manera, se minimiza el hambre, y existe una tendencia menor a "hacer trampas" o comer de más. Por consiguiente, usted puede seguir perdiendo grasa corporal o manteniendo su peso – una vez que haya perdido las libras de más. Incluso para aquellos cuyo principal objetivo no es la pérdida de grasa, los alimentos de índices glicémicos bajos ayudarán a aliviar los cambios de humor y a regular los niveles de energía.

DIFICULTAD PARA PERDER PESO

A medida que nos acercamos al final de cada año, la mayoría de nosotros nos concentramos en una nueva oportunidad para continuar nuestra "batalla contra el bulto". Sí, el Año Nuevo trate consigo la promesa renovada de lograr perder peso de una vez por todas.

Permítame compartir con usted una experiencia reciente con uno de mis lectores, que puede facilitarle esta vez la victoria.

Hace unos días, un hombre a quien estaba consultado en su estrategia de tratamiento para el cáncer de próstata me llamó luego su última visita a su doctor. Se le notaba conmocionado, después de que le dijeran que, por muy serio que fuera su cáncer de próstata, la mayor amenaza a para su salud era su obesidad. De hecho, el doctor le había dicho que estaba mórbidamente obeso.

El hombre se quedó perplejo. Después de todo, pensó, desde que había sido diagnosticado con cáncer de próstata, había cambiado su dieta drásticamente. Aún así, había aumentado tres (3) libras.

Dificultad Para Perder Peso

Hice lo que pude para calmarlo, reconfortarlo, y alentarlo a seguir esta dieta y este estilo de vida nuevos.

Me estoy dando cuenta de que hay muchos hombres que se encuentran en la misma situación. Toman la firme determinación de perder peso, ¡pero es en vano!

Estas son algunas de las razones posibles:

1. **En realidad, ¡podría estarse matando de hambre!**

Reducir drásticamente las calorías, en particular las calorías de las proteínas, obliga al cuerpo a conservarlas en vez de quemarlas. También obliga al cuerpo a descomponer tejido muscular y usarlo como combustible para sus operaciones vitales. Pero ese músculo es la clave del metabolismo, o la velocidad a la que se queman las calorías. Más músculo significa un metabolismo más rápido, y menos grasa corporal.

Solución: No es necesario reducir las calorías para perder peso. (Reduzca 500 al día eliminando de su una lata de cerveza, 30 patatas fritas, y una Oreo.) Pero necesita asegurarse de que está consumiendo al menos entre 1,600 y 1,800 calorías al día para evitar que su metabolismo se apague. Y nunca reduzca las proteínas cuando siga una dieta. Si usted es sedentario y pesa 200 libras, necesitará aproximadamente 75 gramos de proteína (alrededor de dos pechugas de pollo) al día para preservar los músculos. Si usted está levantando pesos, trate de consumir el doble. ¿Está haciendo aeróbicos? Escoja un número entre uno y otro.

2. **Está "inhalando" la comida**

Probablemente usted coma tan rápido que su estómago apenas tiene tiempo de avisar a su cerebro para que le diga a su boca que pare de masticar antes de que el estómago explote.

Solución: Con cada bocado que tome, mastique y trague, suelte el tenedor y tome un sorbo de agua. A ver cuánto tiempo se demora en comer.

3. Su comida está demasiado refinada

La mayoría de los panes y cereales procesados contienen poca fibra, el componente libre de calorías de los alimentos vegetales que llena hacia arriba, no hacia afuera. Además, los alimentos ricos en fibra ayudan a controlar los niveles de insulina y de glucosa en sangre.

Solución: Nunca pensé que diría esto, pero puede que sea una buena idea comer menos patatas en cualquier forma (especialmente las fritas, amigos). Los expertos dicen que las patatas elevan rápidamente la concentración de glucosa en sangre, al igual que el pan blanco, los cereales bajos en fibra, y las barras de desayuno. Los cereales integrales, las nueces y los frijoles están libres de culpa, si no de calorías.

4. Está cansado

La falta de sueño disminuye las probabilidades de eliminar la grasa de forma permanente. Los investigadores han descubierto que los hombres saludables que dormían sólo de 4 a 7 horas por noche durante 6 noches seguidas tenían niveles mayores de insulina y de glucosa en su sangre. Este estado de metabolismo es terrible para un hombre que está intentando perder peso, porque el exceso de insulina impulsa el almacenamiento de grasa corporal.

Dificultad Para Perder Peso

Solución: Duerma durante 8 horas todas las noches. E intente que sean las mismas 8 horas.

5. Cree que el buen estado físico "pesa más" que la gordura

Sólo hacer ejercicios no hará que sea delgado. Un estudio reciente de personal militar aumentaron el ejercicio durante un período de 3 años reveló que aumentaron de peso a pesar del esfuerzo adicional. ¿Por qué? Por la comida, probablemente. Simplemente comían más que lo que quemaban.

Solución: Controlar el tamaño de la porción es absolutamente esencial para perder peso. Y la mejor manera de controlar el tamaño de la porción es reducir la frecuencia con la que sale a comer fuera. De acuerdo con el Tufts University Health & Nutrition Letter, una sola comida de restaurante a menudo podría alimentar a una familia entera.

6. Carece de habilidades básicas para la preparación de los alimentos

Un hombre cuyas habilidades culinarias se reducen al marcado rápido a Domino´s está condenado a una dieta de grasa, sal, pan blanco y azúcar.

Solución: Métase en la cocina. (Es la habitación que tiene el horno, el fregadero y el refrigerador.) Abra la nevera. Debería ver vegetales y frutas pequeñas congelados, que son tan buenos como los frescos y duran varias veces más. Mire dentro de la alacena. Debería ver algunos vegetales enlatados, suculentas sopas bajas en grasa, frutos secos, y avena de cocción lenta. Estos alimentos ayudan a perder peso porque llenan, pero son bajos en calorías.

7. Está seco

Cuando usted trata de perder peso, el agua es su compañera de ejercicios. Es necesaria para evacuar los desechos que produce el cuero cuando descompone la grasa para obtener energía, o cuando procesa las proteínas. Es necesaria para llevar nutrientes a los músculos. Es necesaria para ayudar a la digestión de la comida y mantener el metabolismo funcionando. Y el agua evita el sobrecalentamiento cuando haga ejercicios intensos en días calurosos.

8. Hombre macho, macho

Lo he visto muchas veces: un hombre baja 10 o 20 libras y piensa que es Juan Bajopeso. En poco tiempo, ya está de nuevo con las cervezas y las pizzas – y con su peso original.

Solución: Con cada 10 libras que pierda, siéntese y reevalúe su dieta y su programa de ejercicios. Si calculó su consumo de alimentos y volumen de ejercicios cuando comenzó, calcule de nuevo, basándose en su nuevo peso y nivel de actividad.

Éstas son sólo algunas observaciones, pero estoy seguro que le resultarán útiles.

Por cierto, el hombre que mencioné al principio se dio cuenta que el culpable de que hubiera aumentado tres (3) libras había sido su amor por el arroz integral.

MENOPAUSIA

Recientemente, varias lectoras, que de repente sienten las "angustias" de la menopausia, se me han acercado. Lo que me sigue causando sorpresa es cuán poco preparadas estaban la mayoría de ellas, ¡y que no tienen idea de lo que está pasando!

Veamos si podemos ofrecerles algo de entendimiento, a ellas y a los hombres en sus vidas…

Muchas cosas pueden suceder en el cuerpo de una mujer, producto de los cambios en los patrones hormonales que comienzan durante la transición menopáusica. Algunas mujeres sufren sólo pocos síntomas durante la perimenopausia. Otras sienten una gran incomodidad, mientras que el resto apenas siente la diferencia. Los científicos aún tratan de entender cómo los cambios hormonales que se producen en la transición menopáusica afectan la menstruación y los síntomas menopáusicos de la mujer.

La menopausia es sólo una de las varias etapas de la vida reproductiva de la mujer. Toda la transición menopáusica se divide en distintos estadios conocidos como menopausia prematura, pre-menopausia, perimenopausia, menopausia y post-menopausia.

Los bajos niveles de estrógeno y progesterona provocan la menopausia y pueden causar síntomas tales como menstruaciones irregulares, accesos repentinos de calor, resequedad vaginal, pérdida de memoria y dificultad para concentrarse, insomnio y fatiga, urinación frecuente, y cambios de humor.

La menopausia prematura es la menopausia que ocurre antes de la edad de 40, ya sea natural o inducida por medios médicos o quirúrgicos. Las mujeres que entran temprano en la menopausia presentan síntomas similares a los de la menopausia natural, como accesos repentinos de calor, problemas emocionales, resequedad vaginal y disminución del impulso sexual. Sin embargo, en algunas mujeres con menopausia prematura, estos síntomas son severos. Además, las mujeres con menopausia prematura tienen una tendencia a una debilitación ósea más rápida que las mujeres que entran en la menopausia en un momento posterior de la vida.

La perimenopausia masca el momento en el que el cuerpo comienza a entrar en la menopausia. Incluye los años que preceden la menopausia – entre 2 y 8 años– más el primer año después de la última menstruación. No hay manera de predecir cuánto tiempo durará la perimenopausia, o cuánto tiempo demorará. Es una parte natural de la vida de una mujer que señala el fin de sus años reproductivos.

La menopausia es un cambio normal en la vida de la mujer cuando deja de menstruar. A menudo se le llama el "cambio de vida". Durante la menopausia, que habitualmente ocurre entre los 45 y 55 años, el cuerpo de la mujer produce lentamente cada vez menos estrógeno y progesterona.

Menopausia

La mujer alcanza la menopausia cuando no ha menstruado en 12 meses seguidos, y no existen otras causas para este cambio.

El ochenta por ciento de las mujeres en los Estados Unidos experimentan algún tipo de acceso repentino de calor a medida que se acercan a la menopausia y durante el primer o los dos primeros años luego de haber dejado de menstruar. La causa más común de los accesos repentinos de calor son los cambios hormonales de la menopausia, pero también pueden ser afectados por el estilo de vida o por medicamentos. Un nivel bajo de estrógenos tiene un efecto directo sobre la parte del cerebro (hipotálamo) que es responsable de controlar el apetito, los ciclos de sueño, y la temperatura del cuerpo. De alguna manera, la caída en el nivel de estrógeno confunde al hipotálamo – que a menudo se le conoce como el "termostato" del cuerpo – y hace que ponga "demasiado caliente".

El cerebro responde a este informe emitiendo una alerta a toda máquina al corazón, los vasos sanguíneos y el sistema nervioso. "¡Deshágase del calor!" Este mensaje es recibido instantáneamente. El corazón late más rápido, los vasos sanguíneos de la piel se dilatan para circular más sangre que disipe el calor, y las glándulas sudoríparas liberan sudor para enfriar aún más el cuerpo.

Este mecanismo de liberación de calor es la manera que tiene el cuerpo de evitar un sobrecalentamiento en verano, pero cuando el proceso es activado por una caída en los niveles de estrógeno, la respuesta confusa del cerebro puede causar gran incomodidad. La temperatura de la piel de algunas mujeres puede subir hasta seis grados durante un acceso repentino de calor.

Junto con la progesterona, otra hormona femenina producida por los ovarios, el estrógeno regula los cambios que ocurren con cada menstruación y prepara el útero para el embarazo. Antes de la menopausia, los ovarios producen más del 90% del estrógeno en el cuerpo de la mujer. Otros órganos (incluyendo las glándulas suprarrenales, el hígado y los riñones) también producen pequeñas cantidades de estrógeno. Es por eso que las mujeres continúan teniendo bajos niveles de estrógeno después de la menopausia. Como las células grasas también pueden producir pequeñas cantidades de estrógeno, puede que las mujeres con sobrepeso tengan menos problemas con los accesos repentinos de calor y la osteoporosis (ambos relacionados con la falta de estrógeno) cuando atraviesan la menopausia.

Los dolores de cabeza son uno los síntomas más comunes y perturbadores que las mujeres pueden sufrir durante la menopausia. Las migrañas y dolores de cabeza de la menopausia pueden durar de 4 a 72 horas. La ansiedad y otras formas de estrés emocional diario, el exceso de trabajo y la fatiga pueden provocar dolores de cabeza y migrañas en la menopausia. Ya que la causa más probable de las migrañas y los dolores de cabeza durante la menopausia es el desequilibrio hormonal, la opinión general es que el estrógeno es el responsable de estas migrañas y dolores de cabeza. En resumen, cuando las hormonas fluctúan, los vasos sanguíneos del cerebro reaccionan desmesuradamente, produciendo dolores de cabeza y migrañas.

Por lo tanto, cuando los niveles de estrógeno comienzan a descender, es muy probable que las migrañas se hagan más frecuentes y más intensas. Esto puede suceder en la menopausia o incluso cuando la mujer tiene su menstruación normal (en la cual también ocurren fluctuaciones hormonales). Por tanto, la mejor manera de evitar las migrañas y los dolores de cabeza durante la menopausia es mantener un nivel de estrógeno equilibrado y saludable.

Aunque hay muy poca evidencia científica a favor de la efectividad de las terapias "naturales" para tratar los síntomas menopáusicos, es posible que algunas terapias "naturales" proporcionen algún alivio a las mujeres durante la transición menopáusica. He aquí dos puntos importantes para recordar si usted está considerando estas terapias:

- Cuéntele a su proveedor de atención de salud sobre cualquier práctica complementaria y alternativa que utilice. Descríbale en detalle lo que hace para cuidar su salud. Esto ayudará a asegurar una atención coordinada y segura.
- "Natural" no significa automáticamente "seguro". Como apunté anteriormente, los suplementos botánicos y otros dietéticos pueden interactuar entre ellos y con medicamentos por y sin receta, y esto afecta la reacción del cuerpo.

Existe una relación directa entre la falta de estrógeno durante la perimenopausia y la menopausia, y el desarrollo de la osteoporosis.

Una de los aspectos demográficos más importantes de la osteoporosis es que ocurre más en ciudades de países del primer mundo como los Estados Unidos, el Reino Unido y Canadá, donde las personas consumen productos lácteos y carne roja. Existen varias teorías que sugieren que la leche y otros productos lácteos tratado de forma artificial no se digieren como deberían. Además, cuando una mujer añada la carne roja a su dieta, esto puede provocar que se disuelva el calcio de los huesos y dientes. Esto hace a los huesos más porosos y frágiles.

Existe evidencia sustancial que sugiere que una dieta rica en proteína tampoco es buena para los huesos. Estas prácticas alimentarias no son comunes en países del tercer mundo y en áreas rurales donde las personas siguen modos de vida tradicionales y consumen las tradicionales hortalizas de hojas comestibles. Por consiguiente, el porcentaje de personas que sufren de osteoporosis en países del tercer mundo es inferior al de los países desarrollados. El índice más bajo de osteoporosis se encuentra en los países del sur de África, donde las personas consumen más hortalizas y menos productos lácteos.

Aparte de esto, las mujeres, particularmente en los países desarrollados, consumen más alcohol y su dieta es rica en carnes, harina blanca y productos lácteos que incluyen queso y mantequilla. Las mujeres en los países occidentales también fuman. Fumar provoca un incremento en la pérdida de masa ósea. Fumar también obstaculiza la acción del estrógeno, que de manera natural protege la masa ósea. Hay suficiente evidencia para demostrar que fumar provoca un incremento significativo del riesgo de desarrollar osteoporosis.

Las mujeres que busquen tratamientos alternativos deberían saber que ciertos cambios en el estilo de vida pueden contribuir a un envejecimiento saludable, incluyendo la transición menopáusica. Por ejemplo, se ha demostrado que dejar de fumar, llevar una dieta saludable, y hacer ejercicios habitualmente reduce los riesgos de enfermedad cardíaca y osteoporosis.

LAS MUJERES Y EL CALCIO

"Osteo" es un término que significa "hueso". "Porosis" es un término que significa "poroso". Por consiguiente, la combinación de los dos produce el término médico o padecimiento que se conoce como osteoporosis, o "huesos porosos". Esto tiene como resultado la fragilidad de los huesos, lo cual es básicamente una severa reducción de la densidad ósea.

Cuando ocurre pérdida ósea, se produce la temida enfermedad de los huesos conocida como osteoporosis, que aqueja tanto a hombres como a mujeres en edades avanzadas. Básicamente, a medida que el hueso pierde la capacidad de repararse a sí mismo, el esqueleto comienza a debilitarse. Además, también ocurre cuando no hay suficiente calcio. A medida que el calcio de los huesos es liberado hacia el torrente sanguíneo, este calcio es más necesario en otras áreas del cuerpo para ayudar a mantener los nervios saludables y el latido normal del corazón.

Cuando una persona es joven, hay mucho colágeno en los huesos, y éstos permanecen flexibles. Pero a medida que una persona envejece, hay menos colágeno presente y los huesos se vuelven más frágiles.

Los huesos están en un estado de cambio constante. Mientras que un grupo de células construyen nuevo tejido óseo, otro grupo descompone el hueso. Durante los períodos de crecimiento de los adolescentes, las células que construyen los huesos dominan, pero a medida que nos acercamos a los treinta, las células responsables de descomponer el hueso comienzan a ganar terreno. Esto significa que comenzamos a perder alrededor de 0.5 por ciento de masa ósea cada año.

A lo largo de la vida, las mujeres pierden alrededor de 45-50% de masa ósea, y los hombres 20-30% (alrededor de 300mg de calcio al día). Nuestra capacidad para absorber el calcio disminuye con la edad; los niños en proceso de crecimiento pueden absorber hasta 70% del calcio presente en su dieta, mientras que los adultos absorben alrededor del 15%. Es por eso que se hace necesario incrementar el consumo de calcio en la dieta o con suplementos.

Durante años, se le ha dicho a las mujeres que tienen que "hacer huesos" con el calcio para prevenir la osteoporosis, pero ahora también se anuncia que este mineral llamado milagroso tiene potencial para estimular la pérdida de peso, aliviar la depresión y la ansiedad asociadas al síndrome premenstrual, controlar la hipertensión, y prevenir los accidentes cerebrovasculares.

Ya que la nueva evidencia subraya el importante papel que juega el calcio en la prevención de enfermedades, tiene sentido consumir una cantidad suficiente de este nutriente vital diariamente, especialmente a medida que nos acercamos a la mediana edad. Los expertos dicen que no existe literalmente ningún sistema del cuerpo que no se beneficie de una dosis saludable.

Esta es la evidencia existente:

Cuando estudiamos el aumento de peso en la mediana edad, las

Las Mujeres Y El Calcio

mujeres que consumen mayor cantidad de calcio no aumentan de peso, y las que consumen menos sí.

Como el calcio juega un papel clave en los trastornos metabólicos asociados a la obesidad y la resistencia a la insulina, una dieta baja en calcio literalmente apila células grasas, mientras que una dieta más rica en calcio las agota. Una dieta alta en calcio libera una hormona que envía señales a las células grasas del cuerpo, diciéndoles que pierdan peso.

Los suplementos de calcio pueden aliviar los efectos físicos y emocionales del síndrome premenstrual en casi un 50%. Las mujeres con dietas ricas en calcio se mostraron menos irritables, llorosas y deprimidas, y no sufrían de dolores de cabeza, calambres o inflamación.

En algunas personas, un incremento en el consumo de calcio puede ayudar a controlar la tensión arterial sin medicamentos anti-hipertensivos. Un régimen rico en calcio reduce los niveles totales de colesterol y elimina hasta un 11% del colesterol LBD "malo". El llamado colesterol LAD "bueno" no se altera.

Un estudio de Harvard, de 1999, reportó que los suplementos de calcio protegen contra los accidentes cerebrovasculares en mujeres de mediana edad. Las mujeres que tomaban suplementos de al menos 400mg de calcio tenían un 12% menos de riesgo de ictus isquémico (provocado por la acumulación de plaquetas en las paredes de los vasos sanguíneos). Se reportó también que el calcio presente en la dieta, especialmente en productos lácteos, redujo el riesgo de accidente cerebrovascular, junto con el potasio.

La osteoporosis ataca a más de siete millones de norteamericanos, mayormente mujeres asiáticas y blancas, y otros 17 millones están en riesgo grave de desarrollar huesos frágiles que se quiebran fácilmente, minusvalía por curvatura de la columna vertebral, y fracturas de cadera. La investigación muestra que elevar el consumo de calcio puede detener la pérdida ósea, especialmente cuando se le combina con vitamina D, que mejora su absorción.

El calcio puede proteger contra tumores que se vuelven malignos, en aquellas personas propensas al cáncer colo-rectal. El Dr. Martin Lipkin, profesor de medicina en la Universidad de Cornell y primer descubridor del vínculo entre el calcio y el cáncer colo-rectal, subraya que tanto los alimentos ricos en calcio como los suplementos de calcio producirán los mismos efectos beneficiosos.

La osteoporosis se debe a diversas causas. Básicamente, si el cuerpo es ineficiente en la absorción del calcio, esto tendrá como resultado la pérdida ósea. La falta de ciertas vitaminas y minerales también contribuirá a la pérdida ósea. Entre éstas están la vitamina D, la vitamina C y la vitamina K. Un equilibrio determinado de magnesio y fósforo también puede afectar la formación apropiada de la densidad ósea. Incluso el agua clorada puede estimular la pérdida de calcio en el cuerpo.

El fósforo presente en la mayoría de los refrescos afecta el equilibrio fósforo/calcio en el cuerpo, y puede tener efectos adversos en la absorción del calcio. Ésta es una de las razones por las cuales sería aconsejable limitar el consumo de estas bebidas, especialmente si se presentan signos de osteoporosis.

La osteoporosis es prevenible, y si ya está presente, puede ralentizarse en algún grado, incorporando una dieta y hábitos alimentarios apropiados, un régimen suplementario de vitaminas y minerales, y un programa de ejercicios habituales, tales como caminar o levantar peso.

Salir todos los días cuando sea posible, y así tomar suficiente sol,

Las Mujeres Y El Calcio

asegura que la vitamina D de la luz solar sea absorbida por el cuerpo. Esto también ayuda a que el cuerpo absorba el calcio.

Si usted sufre de osteoporosis, hay muchos medicamentos en el mercado que ayudan a evitar una mayor pérdida ósea, y que de hecho pueden ayudar a reconstruir la masa ósea. Su doctor puede guiarlo entre las opciones disponibles. Lo principal que hay que recordar es que la prevención es la forma ideal de proceder para combatir la osteoporosis. Los ejercicios de peso, una buena dieta, y un consumo de calcio de alrededor de 1500mg al día ayudan mucho a los huesos, no importa si usted padece o ha padecido de hipertiroidismo.

"TEMPORADA" DE ANTIBIÓTICOS

A medida que se acerca el invierno, comenzamos a ver el regreso de los resfriados y la gripe. ¿Qué mejor momento para visitar el tema de los **ANTIBIÓTICOS**?

Ya muchos nos preparamos para bombardear a nuestros doctores para que nos den una receta de antibióticos para los resfriados y la gripe. Vamos a asegurarnos de entender un poco más acerca de los antibióticos y de cómo funcionan en nuestro cuerpo.

Los antibióticos son responsables de haber salvado millones de vidas, no hay duda. Muchos de nosotros hemos sufrido enfermedades a lo largo de nuestras vidas que, sin el uso de antibióticos, ¡no estaríamos aquí ahora!

Antes que se introdujeran los antibióticos (la penicilina fue descubierta en 1928), las infecciones eran la primera causa de muerte en los Estados Unidos. Una vez que llegaron, fueron considerados tan

"Temporada" De Antibióticos

milagrosos que tanto los doctores como los pacientes vieron en ellos una cura para cualquier padecimiento, serio o no.

Sin embargo, estos "medicamentos maravillosos" tienen un lado oscuro. Como resultado de su mala utilización, han emergido nuevas generaciones de cepas de enfermedad resistentes a los ataques antibióticos. Si esta tendencia continúa, nos encontraremos de vuelta en los días en que hasta la infección más simple podía matarnos.

Hoy mismo, una colega se me acercó y me dijo que no se sentía bien. Dolor de garganta, dolor de cabeza, de todo. Iba apurada a una consulta médica de última hora. A modo de broma, le dije que yo la "curaría". Me miró a los ojos y me dijo: "¿No crees que necesitaría un antibiótico?"

Inmediatamente, le pregunté si tenía una infección bacteriana o viral. Quiso saber por qué le hacía esa pregunta. Le informé que si se trataba de una infección viral, un antibiótico sería inútil. "Vaya, supongo que tendré que averiguarlo primero antes de llegar a la conclusión de que necesito un antibiótico", dijo ella.

Éste es un ejemplo clásico de la actitud de muchos de nosotros, que ha provocado un serio problema en el mundo.

¡Es una locura!

¿Dolor de garganta? Tome **penicilina**.

¿El bebé tiene una infección en el oído? Dele **amoxicilina**.

¿Tiene usted una tos y/o un resfriado terribles? Tome **eritromicina**.

Nos hemos acostumbrado tanto a tomar antibióticos que los <u>exigimos</u>, ya sea que nuestro padecimiento responde a la terapia de antibióticos o no. Todas las curas "tradicionales" para los resfriados – reposo, bebidas calientes, buena nutrición, y otros remedios caseros que han demostrado ser efectivos – ahora se consideran pasados de moda. No importa que

La Información Es La Mejor Medicina

los antibióticos sean inútiles (o incluso dañinos) contra los virus. Como pacientes, rogamos por ellos y muchos doctores ceden.

Para satisfacer esta insaciable demanda, las compañías farmacéuticas respondieron inundando el mercado de antibióticos nuevos y más fuertes.

Creíamos haber ganado la guerra contra la infección. Habíamos llevado a los bichos y gérmenes a la retirada. ¡Pero ellos no se dejarían vencer!

Al igual que un ejército rebelde que se hace más temible luego de haber sido empujado a las montañas, los bichos regresan. De manera ciertamente militar, prueban los antibióticos para encontrar sus puntos débiles. Los bichos desarrollaron armas nuevas y más poderosas, y ahora somos nosotros los que estamos a la defensiva.

¿Cómo llegó a suceder esto?

Cuando usamos antibióticos para tratar infecciones leves, es como utilizar una cabeza nuclear para aplastar el matón del patio escolar. Es excesivo a la **enésima potencia**, y aún así no soluciona el problema. Igual que otro matón escondido en una esquina, siempre hay otra cepa de bacterias lista para saltar al ataque cuando menos lo esperemos.

Los antibióticos no son infalibles – matan la mayoría pero no todas las bacterias agresoras. Las más fuertes sobreviven y se reproducen en proporciones exponenciales, y pronto florecen cepas "inteligentes" de bacterias inmunes al antibiótico. **<u>Mientras más fuerte sea el antibiótico, más fuertes son las bacterias que sobreviven</u>**. Lo que es peor, incontables norteamericanos hay hecho mal uso de los antibióticos al no completar los ciclos, dejar de tomar el medicamento en cuanto se sienten mejor. Haciendo esto, han ayudado a crear **superbichos** nuevos y más poderosos. Los norteamericanos también usan – y a veces abusan de – jabones

"Temporada" De Antibióticos

y productos antibacterianos para la piel, ¡y llegan hasta utilizar aditivos antibacterianos en los juguetes para niños!

Sólo estamos garantizando que las más fuertes y resistentes de las mortíferas bacterias sobrevivan y proliferen.

Y es más grave aún el hecho de que, aunque usted los tome sólo cuando los necesite y nunca abuse de ellos, puede que esté tomando antibióticos sin siquiera saberlo.

Alrededor del 30% de los antibióticos que se venden en los Estados Unidos están destinados al ganado, y llegan a la carne y los productos lácteos que consumimos, así como al agua y al suelo de los que dependemos. Piénselo: cada vez que usted come un pedazo de carne o bebe un vaso de leche, podría estar consumiendo pequeñas cantidades residuales de antibióticos. Si los científicos trataran de crear intencionalmente el "germen extremo", no podrían hacer un mejor trabajo.

No estoy tratando de asustarlo. El riesgo de que seamos exterminados por una infección viral es mínimo, y las probabilidades de morir por una cepa de bacteria resistente a los antibióticos son pocas. No obstante, el abuso de los antibióticos viene con algunos costos que nos afectan a todos.

¿Alguna vez se ha percatado de cuán a menudo recae en una enfermedad inmediatamente después de haber tomado un antibiótico? No es su imaginación. Los antibióticos pueden ***debilitar*** el sistema inmunológico, y dejarnos más vulnerables al próximo "bicho" que aparezca.

Tomar antibióticos para afecciones comunes que pueden curarse solas es particularmente dañino para los niños. (Por ejemplo, el resfriado común tiene una vida promedio de 3 a 5 días; el ciclo estándar de antibióticos es de 5 a 7 días.) De lo que muchos padres pueden no darse cuenta es que el sistema inmunológico aprende con la experiencia. Cada encuentro con un virus o bacteria le enseña al sistema inmunológico valiosas lecciones que serán de uso la próxima vez que se encuentre con el mismo "bicho". Así que, cuando les damos antibióticos a los niños porque tienen moquitos, los estamos privando de su capacidad para combatir las infecciones por sí mismos. Sí, puede demorar un día o dos más que los niños venzan a una infección sin antibióticos, pero a la larga puede ser mucho mejor para ellos.

Los antibióticos debilitan el sistema inmunológico de otra manera, también importante, que afecta tanto a niños como a adultos: estos poderosos medicamentos no sólo matan las baterías que nos provocan la enfermedad, sino que también afectan a los miles de millones de bacterias "amigables" que nos mantienen sanos. Sin estas bacterias amigables, no podemos digerir apropiadamente la comida o mantener los demás sistemas funcionando correctamente. Los efectos secundarios de los antibióticos se limitan a una ligera indigestión. Los antibióticos exterminan las bacterias buenas que evitan que nos ataquen las dañinas infecciones por **E. coli, salmonela, y estafilococos**. El abuso de los antibióticos ha tenido como resultado una epidemia de infecciones por hongos en las mujeres. ¡Muchas cepas de hongos son ahora resistentes a los medicamentos también!

El abuso de los antibióticos ha creado una nueva raza de bacterias más inteligentes y virulentas que son prácticamente indestructibles. Por ejemplo, el *Streptococcus pneumoniae* – el causante más común de infecciones bacterianas del oído en los niños – se ha hecho resistente a las dosis estándares de **amoxicilina**, la primera línea de tratamiento. Las infecciones por **estafilococos** resistentes a los medicamentos – que una vez

"Temporada" De Antibióticos

se curaron con penicilina – proliferan en los hospitales de todo el país. Lo que más miedo me causa es el reciente descubrimiento de bacterias **estafilococos** que son resistentes a la **vancomicina**, ¡el antibiótico más potente del planeta!

Todo esto es razón de más para cuidar nuestro sistema inmunológico. Cuando el sistema inmunológico funciona bien, normalmente puede ocuparse de los problemas pequeños antes de que se conviertan en problemas grandes.

Después de todo, un poco de tolerancia ayuda mucho a tratar con los resfriados, que tienden a seguir su curso en 3-5 días, o con la gripe que generalmente es historia después de 7 a 10 días. Una buena dieta, suficiente reposo, y muchos fluidos pueden, en muchos casos, hacer que el proceso sea más llevadero.

EL SISTEMA INMUNOLÓGICO

Dentro del cuerpo, existe un increíble mecanismo de defensa llamado sistema inmunológico. Está diseñado para defendernos contra millones de bacterias, microbios, <u>virus</u>, toxinas y parásitos a quienes les encantaría invadir nuestro cuerpo. Para comprender la potencia del sistema inmunológico, sólo tenemos que mirar lo que le ocurre a cualquier cosa una vez que muere. Suena desagradable, pero nos enseña algo muy importante sobre el sistema inmunológico.

Cuando algo muere, su sistema inmunológico (junto con todo lo demás) se apaga. En cuestión de horas, todo tipo de bacterias, microbios y parásitos invaden el cuerpo. Ninguna de estas cosas puede entrar cuando el sistema inmunológico está funcionando, pero en el mismo instante en que el sistema inmunológico se apaga, la puerta queda abierta de par en par. Una vez que morimos, sólo les toma a estos organismos unas cuantas semanas desmantelar por completo el cuerpo y llevárselo, hasta que sólo

El Sistema Inmunológico

queda el esqueleto. Obviamente, el sistema inmunológico está haciendo algo increíble para evitar toda esta desmantelación cuando estamos vivos.

El sistema inmunológico es complejo, intrincado e interesante. Y existen al menos dos razones por las que usted debería conocer más sobre él. Primero, es simplemente fascinante entender de dónde vienen cosas como la fiebre, las urticarias, las inflamaciones, etc., cuando ocurren dentro de nuestro propio cuerpo. Además, escuchamos hablar mucho en las noticias sobre el sistema inmunológico, a medida que se comprenden nuevas partes de éste y que salen al mercado nuevos medicamentos – conocer más sobre el sistema inmunológico hace que estas noticias sean comprensibles.

El sistema inmunológico funciona todo el tiempo, en miles de maneras diferentes, pero su trabajo pasa casi desapercibido. Cuando de verdad reparamos en él es cuando falla por alguna razón. También se hace notar cuando hace algo que provoca un efecto secundario que vemos o sentimos. Éstos son algunos ejemplos:

- Cuando nos cortamos, todo tipo de bacterias y virus entran en nuestro cuerpo a través de la herida. Cuando nos enterramos una astilla, el fragmento de madera también es un objeto extraño a nuestro cuerpo. El sistema inmunológico responde y elimina los invasores mientras que la piel se sana y sella la perforación. En casos raros, el sistema inmunológico pasa algo por alto y la herida se infecta. Se inflama y a menudo se llena de pus. La inflamación y el pus son ambos efectos secundarios del trabajo del sistema inmunológico.

- Cuando nos pica un mosquito, se produce una roncha

enrojecida e irritada. Esto también es un signo visible del trabajo del sistema inmunológico.

- Diariamente, inhalamos miles de gérmenes (bacterias y virus) que están flotando en el aire. El sistema inmunológico se encarga de todos sin problema. Ocasionalmente, un germen burla el sistema inmunológico y nos provoca un resfriado, una gripe, o algo peor. El resfriado y la gripe son signos de que el sistema inmunológico no pudo detener el germen. El hecho de que nos recuperemos de los resfriados y la gripe es un signo visible de que el sistema inmunológico pudo eliminar el invasor después de enterarse. Si el sistema inmunológico no hiciera nada, nunca nos recuperaríamos ni de los resfriados ni de nada.

- Diariamente, también ingerimos miles de gérmenes, y nuevamente la mayoría muere en la saliva o en los ácidos estomacales. Sin embargo, en ocasiones alguno logra pasar y provoca intoxicación alimentaria. Normalmente, esta brecha en el sistema inmunológico tiene un efecto muy visible: los vómitos y las diarreas son dos de los síntomas más comunes.

- Existen también numerosas afecciones que son resultado de un funcionamiento incorrecto o inesperado del sistema inmunológico. Por ejemplo, algunas personas padecen alergias. La alergia es simplemente una reacción exagerada del sistema inmunológico a ciertos estímulos, a los que otras personas no reaccionan en lo absoluto. Algunas personas padecen de diabetes, que es causada porque el sistema inmunológico ataca las células del páncreas y las destruye. Algunas personas padecen de artritis reumatoide, que es provocada porque el sistema

El Sistema Inmunológico

inmunológico actúa inadecuadamente sobre las articulaciones. La causa de muchas enfermedades es en realidad un error del sistema inmunológico.

- Finalmente, en ocasiones notamos el sistema inmunológico porque evita que hagamos cosas que por lo demás serían beneficiosos. Por ejemplo, los trasplantes de órganos son mucho más difíciles de lo que deberían ser porque a menudo el sistema inmunológico rechaza el órgano trasplantado. Cuando se coloca el tejido extraño dentro del cuerpo, sus células no contienen la identificación correcta. Por tanto, el sistema inmunológico ataca el tejido. Este problema no puede evitarse, pero puede reducirse con cuidadosas de compatibilidad entre el donante y el receptor, y con el uso de medicamentos inmunosupresores para intentar evitar una reacción del sistema inmunológico. Por supuesto, al suprimir el sistema inmunológico, estos medicamentos exponen al paciente a lo que conocemos como infecciones oportunistas.

A veces, el sistema inmunológico comete un error. Uno de los tipos de error es conocido como autoinmunidad: por alguna razón, el sistema inmunológico ataca el propio cuerpo de la misma manera en que atacaría un germen. Hay dos enfermedades comunes que son causadas por errores del sistema inmunológico. La diabetes que se manifiesta en la adolescencia es causada porque el sistema inmunológico ataca y destruye las células del páncreas que producen insulina. La artritis reumatoide es el resultado de que el sistema inmunológico ataque los tejidos dentro de las articulaciones.

Las alergias son otra forma de error del sistema inmunológico. Por alguna razón, en las personas que padecen alergias, el sistema inmunológico reacciona con fuerza ante un alérgeno que debería ser ignorado. Este alérgeno puede ser un determinado alimento, o cierto tipo de polen, o cierto tipo de piel animal. Esta reacción es producida principalmente por las células fibrosas del pasaje nasal. Como reacción al polen, las células fibrosas liberan histamina. La histamina tiene como efecto la inflamación, que permite que el fluido salga de los vasos sanguíneos. La histamina también produce picor. Para eliminar estos síntomas, los medicamentos ideales son, por supuesto, los antihistamínicos.

¿VACUNAR O NO?

La vacunación es un tema controvertido, y muchos padres se preocupan por tener que someter a sus hijos a las vacunas. Las vacunas han provocado mucha controversia en los últimos años, y a menudo los padres están confundidos – y asustados – sobre las ventajas y las desventajas de la inmunización. ¿Deberíamos vacunar a nuestros niños y protegerlos de más de un puñado de enfermedades infecciosas, o hacen las inyecciones en sí mismas más daño que bien?

En el caso de algunos niños, el comienzo de la escuela es motivo de discusión, debido a los requerimientos del centro con respecto a la vacunación.

¿Cómo tomar esta decisión? ¿Qué es lo que en realidad comprendemos? Bueno, aquí le presento algunas informaciones que pueden ayudarlo en el proceso.

Ahora que las vacunas han prácticamente eliminado muchas enfermedades que una vez temimos, la posibilidad de efectos secundarios o reacciones adversas de las vacunas tiene una presencia más fuerte en la mente de las personas que las enfermedades que estas vacunas previenen.

La Información Es La Mejor Medicina

Hoy día, la mayoría de los padres nunca han visto un caso de difteria o de sarampión, y algunos se preguntan por qué hay que ponerles tantas inyecciones a sus hijos. Abundan los rumores y las falsas informaciones sobre la seguridad de las vacunas. Por ejemplo, muchos padres se preocupan porque múltiples vacunas puedan debilitar o sobrecargar el sistema inmunológico del niño, o porque ciertas vacunas puedan causar autismo, esclerosis múltiple o diabetes.

Ya a mitad de los años 80, existían siete vacunas: difteria, tétano, tos ferina, sarampión, paperas, rubéola y polio. Como seis de estas vacunas estaban combinadas en dos inyecciones (DTP y MMR), y una, la vacuna contra la polio, se administraba por vía oral, a los 2 años los niños habían recibido cinco inyecciones, y no más de una por visita. Desde mediados de los años 80, se han agregado muchas vacunas al calendario. Ahora, a los 2 años los niños pueden haber recibido hasta 24 inyecciones, y cinco en una sola visita. El resultado es que el calendario de vacunación es ahora mucho más complicado, y los niños reciben muchas más vacunas que nunca antes.

A los adolescentes, como a los adultos, se les recomendaba que reactivaran su vacuna contra el tétano a cada 10 años, y la mayoría necesitaba su primera dosis de reactivación a los 11 años. A excepción de esto, la mayoría de los adolescentes no requerían vacunas adicionales a no ser que les hubiera faltado una en la niñez. Ya en el 2005, las vacunas específicamente para adolescentes sólo se recomendaban para sub-grupos de adolescentes, según el lugar donde vivían o sus padecimientos médicos. Sin embargo, un nuevo grupo de vacunas está disponible desde finales de la década. Ahora, las vacunas para la meningitis y el virus del papiloma humano (VPH), así como recomendaciones ampliadas para la

¿Vacunar O No?

influenza, ofrecen oportunidades para proteger a aquellos que entran en la adolescencia.

Las enfermedades infecciosas eran la primera causa de muerte en niños hace 100 años, siendo las principales la difteria, el sarampión, la fiebre escarlata y la tos ferina. Hoy día, las primeras causas de muerte en niños menores de cinco años son los accidentes, las anomalías genéticas, los trastornos del desarrollo, el síndrome de muerte súbita del lactante y el cáncer.

Ciertamente, el número de vacunas recomendadas para los niños ha crecido rápidamente en las últimas dos décadas. En 1985, a los niños se les vacunaba contra siete enfermedades. Ahora, el número es 16.

¡Esto significa que un niño puede haber recibido hasta 30 inyecciones a los 6 años!

La mayoría de los padres son obedientes y llevan a sus niños al doctor o a la clínica para que los vacunen cuando se les indica. Generalmente, no se les ocurre cuestionar esta institución de salud. Sin embargo, un número creciente de doctores, científicos y padres están teniendo sospechas sobre las implicaciones que, a largo plazo, pueda tener lo que algunos consideran como un experimento nacional pretendiendo ser ciencia bien fundada. El desarrollo de la teoría de la inmunización se ha visto afectado de muchas maneras por los éxitos de la propia teoría.

La historia de las vacunas tiene en efecto algunos capítulos gloriosos. En 1796, el doctor rural británico Edward Jenner formuló una vacuna que llevó a la erradicación mundial en nuestro tiempo del virus mortal de la viruela. Un siglo después, el químico francés Louis Pasteur formuló una vacuna contra la rabia e incluso anticipó sueros hechos de sustancias no vivas que un día se materializarían como vacunas químicas sintéticas.

La Información Es La Mejor Medicina

Para comprender cómo las vacunas le enseñan al cuerpo a combatir infecciones, veamos primero cómo el sistema inmunológico se defiende y aprende de una infección que ocurre de manera natural.

Imagine que usted es un estibador que trabaja en los muelles de Filadelfia. Corre el año 1793. Mientras usted está descargando cajas de té y especias de un barco transoceánico, un mosquito lo pica en el brazo. Este mosquito es portador del virus que causa la fiebre amarilla, y la adquirió cuando picó a un marinero que había regresado recientemente de África. Así que ahora usted tiene miles de virus de la fiebre amarilla entrando a raudales en su cuerpo. De hecho, usted es ahora parte de una infame epidemia que causará la muerte del 10 por ciento de la población de Filadelfia, y lo único que se interpone entre usted y un caso fatal de fiebre amarilla es su sistema inmunológico.

El sistema inmunológico es una compleja red de células y órganos que evolucionaron para combatir microbios infecciosos. Una gran parte del trabajo del sistema inmunológico es realizado por un ejército de diversas células especializadas, cada tipo diseñado para combatir las enfermedades de una manera particular. Los virus invasores se encuentran, primero, con la vanguardia de este ejército, que incluye los glóbulos blancos, grandes y fuertes, llamados macrófagos (literalmente, "grandes comedores"). Los macrófagos agarran y tragan tantos virus como puedan, absorbiéndolos dentro de su cuerpo amorfo.

Mientras el sistema inmunológico está trabajando para librar al cuerpo de la fiebre amarilla, usted se siente muy mal. Está acostado en una cama, demasiado mareado y débil para poder siquiera sentarse. Durante los próximos días, su piel comienza a tornarse amarilla (también llamado ictericia) y se cubre de manchas púrpuras. Comienza a vomitar sangre. Su

¿Vacunar O No?

doctor luce sombrío y cansado. Sabe que un 20 por ciento de las personas que contraen la fiebre amarilla mueren, y que la epidemia se está expandiendo rápido por la ciudad.

Sin embargo, usted es uno de los afortunados. Luego de una semana, su sistema inmunológico saca ventaja. Sus células T y sus anticuerpos comienzan a eliminar el virus más rápido que lo que éste se reproduce. Gradualmente, el virus desaparece del cuerpo y usted comienza a sentirse mejor. Se levanta de la cama. Finalmente, vuelve a trabajar al puerto. Si otro mosquito portador de la fiebre amarilla lo pica, no volverá a contraer la enfermedad. Ni siquiera se sentirá ligeramente enfermo. Usted es ahora inmune a la fiebre amarilla, debido a otro tipo de célula del sistema inmune: las células de memoria. Después de que su cuerpo hubo eliminado la enfermedad, algunas de las células B y T que combatieron la fiebre amarilla se convirtieron en células de memoria. Estas células circularán por su cuerpo por el resto de su vida, siempre vigilantes ante el regreso de su enemigo. Las células B de memoria pueden dividirse rápidamente para formar células de plasma y producir más anticuerpos contra la fiebre amarilla, si son necesarios. Las células T de memoria pueden dividirse y crecer para convertirse en un ejército contra la fiebre amarilla. Si ese virus vuelve a aparecer en su cuerpo, su sistema inmune actuará con presteza para detener la infección.

Las vacunas le enseñan al sistema inmunológico actuando de la misma manera, e imitando una infección natural.

Ninguna vacuna es completamente segura o efectiva. El sistema inmunológico de cada persona actúa de manera diferente, así que en ocasiones una persona puede no responder a una vacuna. Muy raras veces, una persona puede manifestar una reacción adversa severa a una vacuna,

La Información Es La Mejor Medicina

tal como una reacción alérgica que provoque urticaria o dificultad para respirar. Pero los reportes de reacciones graves son tan infrecuentes – en el orden de 1 en 100,000 vacunaciones – que pueden ser difíciles de detectar y confirmar. Es más común que las personas experimenten efectos secundarios temporales, tales como fiebre, dolor, o enrojecimiento de la zona de la inyección. Estos efectos secundarios son, por supuesto, preferibles a contraer la enfermedad.

La decisión de vacunar a sus hijos es una decisión personal. Cualquiera que ésta sea, es importante contar con información suficiente para tomar una buena decisión... una decisión con la que se pueda vivir. ¡Espero que esto ayude!

GRIPE PORCINA, EPIDEMIAS, VIRUS Y OTRAS COSAS

En los últimos años, nos parece escuchar hablar siempre de la Gripe. Ya sea el tema la influenza estacional, la gripe aviar o algo llamado pandemia, parecer ser que todo el mundo está buscando respuestas sobre cómo evitarlas todas. Una de las mejores defensas es comprenderlas.

La gripe, científicamente conocida como influenza, es una infección respiratoria altamente contagiosa causada por el virus de la influenza. Este virus normalmente entra en el cuerpo a través de las membranas mucosas de la boca, la nariz o los ojos. Cuando una persona que padece la gripe tosa o estornuda, el virus se transporta por el aire y puede ser inhalado por cualquiera que se encuentre cerca.

De acuerdo con el CDC, del 5% al 20% de los norteamericanos contraen la gripe cada año. Más de 200,000 personas se encuentras hospitalizadas, y alrededor de 36,000 personas mueren.

La Información Es La Mejor Medicina

Los virus, como aquellos responsables de la Gripe, son cosas extrañas en el límite entre lo vivo y lo no vivo. Por una parte, si se encuentran flotando en el aire, o en un picaporte, son inofensivos. No están más vivos que una piedra. Pero si entran en contacto con una célula adecuada de planta, animal o bacteria, entran en acción. Infectan y se apoderan de la célula como piratas secuestrando un barco. Los virus existen con un único propósito: reproducirse. Para hacerlo, tienen que tomar el control del mecanismo reproductivo de las células en las que se albergan.

De hecho, los virus son tan pequeños que el virus más grande tiene el mismo tamaño que la bacteria más pequeña. Una sola célula puede servir para crear miles de virus nuevos y maduros. También trabajan rápido. De hecho, el virus más rápido sólo demora 24 minutos en invadir una célula y liberar nuevas partículas virales.

Recientemente, en abril, el CDC reportó un brote de influenza porcina que se originó en México y apareció en California y en Texas. Una epidemia de influenza puede ocurrir en cualquier momento, pero son más probables en invierno y al comienzo de la primavera. Abril y mayo no son típicamente meses de muchos brotes epidémicos. No obstante, desde el 24 de abril de 2009 ha habido un total de 1,004 casos en México, y 20 muertes.

Cada año surgen nuevas cepas, nuevas vacunas y nuevos miedos por la influenza. La medicina ha producido vacunas definitivas para la polio, el sarampión, las paperas, la viruela, la varicela, la hepatitis e incluso los virus del papiloma. Sin embargo, no existe una única vacuna efectiva contra la influenza. El CDC recomienda que "en general, quien quiera <u>reducir</u> las probabilidades de contraer influenza puede vacunarse".

Aunque numerosos estudios investigativos han demostrado que la

Gripe Porcina, Epidemias, Virus Y Otras Cosas

vacuna contra la gripe funciona, su efectividad puede variar de un año a otro, y de un grupo de personas a otro. La capacidad de una vacuna contra la gripe de proteger a una persona depende, al menos, de dos cosas: 1) la edad y el estado de salud de la persona que recibe la vacuna, y 2) la similitud, o la "compatibilidad" entre las cepas de virus de la vacuna y las que están en circulación.

Existen tres tipos principales de virus de la gripe, y cada tipo puede mutar, o cambiar, de un año a otro. Por tanto, existen literalmente miles de cepas posibles. (Cada cepa es analizada a fondo y nombrada, a menudo con un título asociado con el lugar donde fue descubierta originalmente.) Cada año, los funcionarios de salud producen una nueva vacuna contra la gripe que contiene tres cepas mutadas del virus de la gripe. Para determinar cuáles cepas utilizar, los funcionarios de los Estados Unidos evalúan cada año los virus de la gripe que circulan en todo el mundo. Tratan de adivinar cuáles cepas llegarán a los Estados Unidos para finales de año. Comienza la producción, y normalmente la nueva vacuna está disponible en octubre, a tiempo para el inicio de la "temporada de Gripe".

Los virus de la influenza se designan como tipo A, B o C. Los virus de la influenza A y de la influenza B son responsables de la mayoría de los brotes de gripe. Los virus de la influenza A suelen causar brotes más amplios y severos. Mientras que los virus de tipo B afectan sólo a los humanos, los virus de la influenza A afectan a muchas especies diferentes (humanos, aves, cerdos, caballos, incluso perros). Los virus de la influenza C provocan enfermedades respiratorias leves y se cree que no causan brotes de gripe.

Tradicionalmente, la vacuna contra la gripe contiene dos o tres virus inactivos o "muertos" (de unas 200 cepas posibles) que fueron los

La Información Es La Mejor Medicina

predominantes el año anterior. Pero, como estas cepas cambian constantemente, las vacunas tienen éxito sólo en parte en la prevención de brotes de la enfermedad. En otras palabras, la ciencia médica está constantemente tratando de ponerse al día, esperando que las cepas del año pasado sean compatibles con las que están en circulación este año.

Así que, ¿qué necesita usted saber sobre cómo protegerse?

Debería buscar atención médica si tiene fiebre de más de 39ºC (102ºF), o si se siente muy enfermo. La gripe porcina causa síntomas de letargo o dolor muscular, similares a los de la gripe. Y no, las inyecciones anteriores contra la gripe no proporcionan ninguna protección contra esta enfermedad. No importa cuántas veces en su vida usted haya padecido la gripe, eso tampoco le proporciona protección alguna.

Esa es una de las razones por las cuales todo el mundo está tan preocupado por esta cepa.

Cuídese bien, y ¡viva la mejor vida posible!

LAS CUCARACHAS, EL ASMA Y LOS NIÑOS

Muchas personas se erizan de sólo escuchar la palabra *"cucaracha"*. Asociamos estos pequeños insectos con suciedad y putrefacción, y sabemos lo difícil que puede ser limpiar la casa de una infestación de cucarachas una vez que se han asentado. Pero las cucarachas son un hecho de la vida urbana y suburbana modernas. Para algunos de nosotros, estar expuestos a cucarachas es una causa importante de nuestra asma. Todos podemos aprender una importante lección si comprendemos la información emergente sobre la relación entre la exposición a las cucarachas y el asma.

Las cucarachas son unos de los bichos más repugnantes que pueden invadir nuestras casas. Son un problema mucho mayor en verano que en los meses más frescos de la primavera y el otoño. El calor excesivo afuera empuja a las cucarachas hacia dentro, y hace que busquen las áreas más húmedas de la casa.

Las cucarachas son insectos con 6 patas y 2 pares de alas, comunes

La Información Es La Mejor Medicina

en todos los Estados Unidos, pero especialmente en el Sur y en ciudades muy pobladas. Las cucarachas liberan proteínas, principalmente en la saliva y en los excrementos, que provocan reacciones alérgicas fuertes. En apartamentos infestados de cucarachas, estos llamados antígenos son más densos en la cocina, pero pueden ser arrastrados hacia otras habitaciones y adherirse a las alfombras y los muebles.

El asma es una preocupación creciente en este país, particularmente en las poblaciones afro-norteamericanas y latinas del centro de la ciudad. Los niños del centro de las ciudades tienen la mayor prevalencia y los índices de mortalidad más altos por asma en los Estados Unidos. Los niños expuestos a altos niveles de contaminación aérea durante su primer año de vida corren un riesgo mayor de desarrollar asma, alergias al polen, y deficiencias de la función respiratoria.

La repugnante y despreciable cucaracha ha resultado ser la primera causa de asma severa en la niñez en los barrios más pobres de las ciudades del país, como los de Filadelfia, donde el asma es peor.

El asma está aumentando tanto en las ciudades como en los suburbios, pero la situación es especialmente grave en las partes centrales de las ciudades, que presentan índices que a menudo doblan los que se encuentran en otras partes. Un importante estudio intentó encontrar la razón. Éste reveló que las cucarachas son el desencadenante más común de asma en las partes centrales de las ciudades, y los niños que viven en hogares infestados de cucarachas presentan los casos más severos.

Cuando la mayoría de las personas piensa en "desencadenantes" de alergias, a menudo se concentran en el polen, el polvo, los animales e insectos que pican. De hecho, las cucarachas también pueden desencadenar alergias y asma. En los años de 1970, algunos estudios dejaron en

Las Cucarachas, El Asma Y Los Niños

claro que los pacientes con alergia a las cucarachas desarrollaban ataques agudos de asma. Los ataques ocurren después de inhalar los alérgenos de las cucarachas y duran varias horas. El asma ha aumentado de manera sostenida en los últimos 30 años. Es la enfermedad crónica más común en la niñez. Ahora sabemos que los ingresos frecuentes en hospitales de niños con asma que viven en el centro de la ciudad están relacionados con su contacto con los alérgenos de las cucarachas – las sustancias que provocan alergias. Del 23 al 60 por ciento de los residentes urbanos con asma son sensibles a los alérgenos de las cucarachas.

Para sorpresa de muchos, ya en 1997, un amplio estudio patrocinado por el National Institute of Allergy and Infectious Diseases (NIAID) concluyó que la combinación de la alergia a las cucarachas y la exposición a los insectos es una causa importante de enfermedad relacionada con el asma y de las hospitalizaciones, en niños que viven en el centro de las ciudades de los Estados Unidos.

¿Quién puede decir que estaba al tanto de esto?

El asma aqueja a cerca de 20 millones de norteamericanos. Los niños de las partes centrales de las ciudades (muchos de ellos afro-norteamericanos y latinos) sufren de esta enfermedad de manera desproporcionada, y la exposición a altos niveles de los múltiples alérgenos que se encuentran dentro de las casas y al humo del tabaco es un factor que contribuye.

Las cucarachas viven en todas partes, pero se encuentran en niveles más altos en las áreas más antiguas, con edificios de varios pisos y carentes de mantenimiento de las partes centrales de las ciudades. Son típicas de las regiones cuyo clima es tropical todo el año, pero con el predominio de la calefacción central, pueden vivir en cualquier lugar en cualquier estación del año. Mientras más antigua sean las casas, más probabilidades hay de que hayan restos de cucarachas. Algunos estudios muestran que del 78 al 98 por ciento de los hogares urbanos tienen cucarachas. Cada casa tiene de 900 a 330,000 insectos.

El estudio reveló que los niños que eran alérgicos a las cucarachas y que estaban expuestos a altos niveles de alérgenos de cucarachas eran hospitalizados por asma 3.3 veces más frecuentemente que los niños que eran alérgicos pero que no estaban expuestos a altos niveles de los alérgenos, o que los niños que estaban expuestos a altos niveles de los alérgenos pero que no eran alérgicos.

El asma es la primera causa de ausentismo escolar por enfermedad crónica, y es el segundo padecimiento respiratorio más importante como causa de confinamiento domiciliario en adultos. Cada año, el asma provoca más de 18 millones de días de actividad restringida, y millones de visitas a los consultorios médicos y a las salas de emergencia. Un estudio reciente reveló que los niños con asma pierden 10 millones de días de escuela extras cada año; este problema se agrava por un estimado de mil millones de dólares en productividad perdida para sus padres que trabajan.

Los niños que eran alérgicos y severamente expuestos a los alérgenos de las cucarachas también faltaban a la escuela más a menudo, necesitaban casi el doble de visitas médicas relacionadas con el asma, y sufrían más noches de privación de sueño.

La alergia a las cucarachas es más común entre los afro-norteamericanos pobres. Los expertos creen que esto no se debe a diferencias raciales; más bien, se debe al número desproporcionado de afro-norteamericanos que viven en el centro de las ciudades.

Las reacciones alérgicas desencadenan los síntomas del asma. Esto puede resultar molesto para algunas personas, y puede ser una emergencia

Las Cucarachas, El Asma Y Los Niños

médica para otras. Usted puede ayudar a limitar estos brotes reduciendo el contacto con los alérgenos que usted sepa desencadenan sus alergias. En ocasiones, se les prescriben medicamentos para la alergia a personas con asma que tienen alergias. El asma es una enfermedad inflamatoria crónica de las vías respiratorias que causa falta de aliento, constricción de los bronquios, tos y sibilancia o resuello. Durante un ataque de asma, las vías respiratorias se estrechan y se obstruyen, y eso dificulta el paso del aire – y dificulta así la respiración. El asma puede producir miedo – y cuando no se controla, puede ser una amenaza a la vida.

Aunque las alergias y el asma son entidades separadas, están relacionadas. Las personas que padecen alergias – particularmente alergias que provocan síntomas en la nariz y los ojos – tienen más probabilidades de padecer de asma. Cerca del 75 por ciento de los niños que sufren de asma también padecen alergias. Muchas personas con asma se percatan de que sus síntomas se agravan cuando se exponen a alérgenos específicos. Además, los padecimientos tienden a ser hereditarios, así que si usted padece de alergias o de asma, su hijo tiene más probabilidades de padecer de uno de ambos padecimientos.

A fin de cuentas, lo asombroso de las estadísticas de los niños minoritarios y el asma es que no existe ningún misterio al respecto de cómo tratar el asma. No es "física cuántica". Como sociedad, necesitamos comprometernos con la mejora de las condiciones de vida, de las dietas, y de la capacidad de realizar una actividad física adecuada. Aún cuando no sepamos cómo prevenir el asma, sí sabemos cómo controlar los síntomas.

Dato curioso: ¡Existen aproximadamente 5,000 especies de cucarachas en el mundo!

EL REGRESO A LA ESCUELA DE UN NIÑO CON THDA

Puede que a usted no le guste admitirlo, pero probablemente esté ansioso porque su niño vuelva a la escuela. Ya sabe que hay mucho por hacer antes de que la escuela comience de nuevo, como comprar todos los materiales necesarios. También sabe que en el caso de su niño, que padece de Trastorno de Hiperactividad con Déficit Atencional (THDA), puede que haya más por hacer...

¿Su niño dejó de tomar los medicamentos para el THDA durante las vacaciones de verano? Si es así, quizás quiera volver a comenzar el tratamiento una o dos semanas antes del comienzo de las clases, para volver a la rutina de tomar los medicamentos a diario. Esto es especialmente importante si su niño está tomando un medicamento como Strattera, que puede demorar de dos a tres semanas en comenzar a hacer efecto.

Por lo demás, el comienzo de las clases no es un buen momento para hacer grandes cambios en el régimen de tratamiento del niño. Su niño ya tendrá que enfrentarse a nuevos profesores y asignaturas, quizás una

El Regreso A La Escuela De Un Niño Con Thda

nueva escuela y nuevos amigos. Puede ser de ayuda permitirle al niño unas semanas para ajustarse al nuevo curso antes de hacer cambios en su medicación, especialmente si usted está considerando suspender el medicamento completamente.

Parece que el momento de volver a la escuela siempre nos sorprende. Antes de que nos demos cuenta, el verano termina y las clases comienzan nuevamente. Es importante ayudar al niño en la transición de los días de descanso veraniego a los días más estructurados del otoño. Si su niño padece de TDA/THDA, las transiciones pueden resultar difíciles en ocasiones. Muchos niños experimentan sentimientos encontrados por el regreso a la escuela. La escuela puede provocar un sentimiento de excitación, pero también puede causar ansiedad, especialmente si las experiencias escolares previas han sido frustrantes.

Nadie sabe a ciencia cierta qué provoca este trastorno del comportamiento. El daño cerebral puede ser la causa de algunos casos, y los factores ambientales y genéticos pueden tener algo de culpa también.

La historia familiar, en particular, parece jugar un papel significativo: el 25% de los parientes cercanos a aquellos que padecen de THDA puede que lo padezcan también. Y en el caso de las personas con una historia familiar de THDA, la predisposición genética puede elevar las probabilidades de padecerlo en un 50-80%. Tomemos como ejemplo a los papás. Al menos un tercio de los padres que padecieron THDA en su juventud tienen niños con THDA.

Además de los medicamentos para el THDA de su niño, podemos incluir otros temas a considerar cuando su niño regrese a la escuela:

¿Duerme su niño lo suficiente? Muchos niños con THDA no duermen bien, lo cual puede contribuir a la hiperactividad, la irritabilidad

La Información Es La Mejor Medicina

y la disminución del span de atención, que muchos padres toman como un efecto secundario de los medicamentos para el THDA, o simplemente del THDA.

¿Necesita su niño ayuda adicional, incluso si los medicamentos para THDA ayuda con gran parte de sus síntomas? Si es así, puede pedirle a su pediatra rellenar un formulario Other Health Impaired (OHI), del Individuals with Disabilities in Education Act (IDEA), para recibir servicios de educación especial adicionales en la escuela, o solicitar que la escuela evalúe al niño, bajo la sección 504 del Rehabilitation Act de 1973.

Es importante preparar el terreno para que el profesor vea al niño como un individuo, independiente de cualquier idea o información previas que pueda tener. A menudo ha demostrado ser útil que los padres y el niño escriban cartas individuales y personales a los profesores como medio de comunicar esta información. Muchas familias han sentido que escribir cartas es un proceso maravilloso que acerca al niño a sus profesores a un nivel más personal –un nivel que facilita una conexión más personal entre el profesor, el niño y los padres. La carta representa una oportunidad de presentar al niño como un individuo, no sólo como un niño con THDA.

Como padre, su letra debería incluir una descripción del niño, la identificación del subtipo de THDA que padece y las especificaciones de las características de ese subtipo que muestra el niño. También puede describir el tratamiento que se usa, las personas que forman parte del equipo de tratamiento, el tratamiento en sí mismo, incluyendo información sobre planes de comportamiento y los medicamentos que se están utilizando actualmente, así como cualquier otro que haya sido suspendido. Describa las estrategias que usted y los profesores anteriores hayan encontrado útiles, tales como advertencias por adelantado sobre cambios de horario, o llamadas de atención táctiles. Especifique también las técnicas que no hayan funcionado, o incluso que hay provocado un contraefecto. Incluya otras informaciones personales: qué le gusta al niño, qué no le gusta, sus aficiones, sus puntos fuertes y débiles, y sus logros.

Cartas como estas les permiten a los niños educar a sus profesores acerca de sí mismos y de su THDA, en vez de esperar a que el trastorno se manifieste en un contexto negativo, y tienden a evocar una respuesta empática por parte de los profesores. Trate de ayudar a su niño a identificar, en sus propias palabras, qué es el THDA, cómo lo afecta, y qué cosas le ayudan a aprender más en las clases.

Esta comunicación temprana y abierta entre los niños, los profesores y los padres tiene varios beneficios:

1. Reduce el tiempo que le toma a un profesor nuevo trabajar con el niño de manera efectiva.
2. El niño da la impresión de ser accesible, amigable, y de que es más fácil establecer una conexión con él.
3. Inicia el proceso de comunicación abierta.
4. Le brinda al niño la oportunidad de sentirse con la facultad de lidiar con su THDA. Puede comenzar desde temprano a hablar a favor de sí mismo, y esto le será de utilidad a lo largo de sus años escolares, y después.

El aspecto más importante de la preparación del niño para la escuela es disminuir la ansiedad y elevar su sentido de aptitud. Debido a que muchos niños con THDA han pasado trabajo en la escuela en los ámbitos académico, social y del comportamiento, acercarse a los

La Información Es La Mejor Medicina

primeros días de clases puede ser abrumador, tanto para los niños como para los padres. Para algunos niños, una transición suave hacia las rutinas de dormir, comer, y actividades después de clases (incluyendo deberes) en el hogar puede ser útil una semana o más antes de que comiencen las clases. La meta es ayudar al niño a prepararse para estas rutinas, y evitar las peleas durante los primeros días de clases. Es importante enfatizar los logros académicos y las actividades preferidas, pero reconozca también la ansiedad. A la mayoría de los niños no les gusta hablar sobre la escuela, pero aprecian que sus padres reconozcan los esfuerzos que requiere.

LA COMIDA CHATARRA Y LA SALUD

Con las nuevas leyes que obligan a indicar la información nutricional en los menús de los restaurantes y las tiendas de comida rápida, es importante comprender por qué la comida chatarra puede privarnos de una buena salud. Esto se aplica en especial a los jóvenes.

La más reciente ordenanza municipal del país, que obliga a indicar la información nutricional es los establecimientos gastronómicos, viene de la Concejala Blondell Reynolds-Brown, de Filadelfia. Aunque la nueva ley ayudará mucho a combatir los peligros que representa la obesidad para la salud, sirve como oportunidad para tratar los riesgos, de una envergadura mayor, inherentes al predominio de la comida chatarra en nuestra sociedad.

Cuando la dieta de un adolescente consiste en comida chatarra y comida rápida, ésta contiene más grasa, azúcar y sal que nutrientes. Esta dieta inadecuada tiene efectos dañinos en el cuerpo, a corto y largo plazo.

La Información Es La Mejor Medicina

¿Qué contienen algunas de estas Comidas Chatarra?

- Una lata de Coca-Cola contiene 10 cucharaditas de azúcar.
- El metal del cual está hecha la lata cuesta más que los ingredientes (principalmente agua con aditivos, azúcar refino y cafeína).
- Los ingredientes artificiales pueden contener una alarmante variedad de químicos. Por ejemplo, el "saborizante artificial de fresa" puede contener cerca de 50 químicos... ¡y ninguna fresa!
- Una hamburguesa extra-grande con queso, patatas fritas grandes y bebida grande contiene 1,800 calorías (mayormente derivadas de la grasa y el azúcar refino). Para "quemar" estas calorías serían necesarias casi 6 horas de montar bicicleta (a 20 millas (32km) por hora).

Los efectos de una dieta constante conformada mayormente por comida chatarra no deben ignorarse. Gran parte del aumento de los problemas de conducta, particularmente la violencia y las agresiones que vemos en nuestros jóvenes, puede tener sus raíces en la comida chatarra. Los crecientes índices de ansiedad, depresión e irritabilidad podrían deberse a una dieta pobre, carente de los químicos esenciales para mantener saludable el cerebro. Los cambios en la dieta, durante los últimos 50 años, parecen ser un factor importante que influye en el aumento significativo de las enfermedades mentales.

Varios informes recientes describen los vínculos entre las formas más leves de trastornos metales, tales como la ansiedad, y la creciente dependencia, en todo el país, de las comidas precocinadas y los alimentos procesados, que contienen grandes cantidades de pesticidas, aditivos y grasas trans dañinas. Es un hecho conocido que consumir una dieta sin frutas y vegetales frescos, pescado, carne de aves de corral o nueces priva al cerebro de las vitaminas y nutrientes necesarios para regularlo.

Un informe, titulado "Feeding Minds", producido por el Mental Health Foundation and Sustain, defiende la idea de que los cambios en la dieta pueden ser la clave para combatir problemas como la depresión y el THDA (Trastorno de Hiperactividad con Déficit Atencional) en los niños.

Durante los últimos 60 años, ha habido un descenso significativo del consumo de frutas y vegetales; ahora, sólo el 13 por ciento de los hombres y el 15 por ciento de las mujeres comen al menos cinco raciones al día. El número de pesticidas y aditivos en los alimentos ha aumentado bruscamente en el mismo período.

El cerebro depende de una mezcla de carbohidratos complejos, ácidos grasos esenciales (AGE) – particularmente Omega 3 y Omega 6 –, vitaminas y agua para trabajar adecuadamente. Los alimentos altamente procesados contienen altos niveles de grasas trans – aceites no saturados que han sido refinados –, los cuales pueden asumir la misma posición en el cerebro que los AGE, sin suministrar los nutrientes adecuados.

La deficiencia nutricional puede obstaculizar seriamente la producción de aminoácidos del cuerpo, vitales para la buena salud fisiológica. Los neurotransmisores, hechos de aminoácidos, son químicos que transmiten los impulsos nerviosos entre las neuronas.

La serotonina, un neurotransmisor clave hecho del aminoácido triptófano, ayuda a regular las sensaciones de satisfacción y de ansiedad, y juega también un papel en la regulación de la depresión. Muchos de nosotros no tenemos niveles suficientes de triptófano, porque nuestro consumo de nueces, semillas y granos integrales es demasiado bajo.

La Fundación para la Salud mental declara que algunos estudios científicos han vinculado claramente el déficit atencional, la depresión, la enfermedad de Alzheimer y la esquizofrenia con la comida chatarra y la ausencia de grasas, vitaminas y minerales esenciales en las dietas industrializadas.

La comida puede tener un efecto inmediato y duradero en la salud mental y el comportamiento, debido a la manera en que afecta la estructura y el funcionamiento del cerebro. Aquellos que trabajan en las políticas alimentarias han descuidado por completo la salud mental. Se ha demostrado que los índices de depresión son más altos en los países de bajo consumo de pescado, por ejemplo. Se cree que la falta de ácido fólico, ácidos grasos omega-3, selenio y del aminoácido triptófano juega un papel importante en esta enfermedad. También se cree que las deficiencias de grasas esenciales y vitaminas antioxidantes son un factor que contribuye a la esquizofrenia.

La mayor parte de los pacientes con problemas de salud mental llevan dietas muy pobres. Comen mucha comida precocinada, comida rápida, para llevar, barras de chocolate y patatas fritas. Es común que beban un litro o dos de refresco carbonatado al día. Consumen mucha azúcar, pero muchos de ellos sólo comen una ración de fruta o vegetales al día, o ninguna.

Investigadores de la Universidad de Liverpool examinaron en su laboratorio los efectos tóxicos que tiene en las células nerviosas el usar una combinación de cuatro aditivos alimentarios comunes – aspartamo, glutamato monosódico y los colorantes artificiales azul brillante y amarillo Quinolina.

El equipo de Liverpool reportó que cuando expusieron las células nerviosas de ratón al glutamato monosódico y al azul brillante, o al aspartamo y al amarillo Quinolina, combinados en concentraciones que, en teoría, reflejaban el compuesto que entra en el torrente sanguíneo después de una merienda típica de un niño, los aditivos detuvieron el crecimiento de las células nerviosas e interfirieron con el funcionamiento adecuado de los sistemas de señales. Las mezclas de los aditivos tuvieron un efecto mucho más potente en las células nerviosas que cada aditivo por separado.

El hecho de que un niño se encuentre expuesto a los aditivos alimentarios durante su desarrollo ha sido asociado a problemas de comportamiento, tales como el Trastorno de Hiperactividad con Déficit Atencional.

Los aditivos son autorizados para utilizarlos uno a la vez, pero los autores del estudio creen que examinar su efecto en combinaciones muestra una imagen más precisa de su consumo en la dieta moderna.

Aunque se cree que el uso de un solo aditivo alimentario es relativamente seguro, en términos de desarrollo del sistema nervioso, sus efectos combinados no están claros; han indicios de que cuando se mezclan los aditivos, el efecto puede ser peor.

El azul brillante se encuentra en dulces, en algunos guisantes procesados, en algunos refrescos, y en algunas confituras, postres y helados. El amarillo quinolina se encuentra en algunos productos con azúcar y en algunos encurtidos. El glutamato monosódico, que debería estar prohibido en las comidas para niños, se encuentra en algunas pastas con salsa, en un gran número de patatas fritas, queso procesado y comidas rápidas. El aspartamo se encuentra en las bebidas dietéticas, algunos dulces y postres, e incluso en algunos medicamentos.

Las Mejores y las Peores Elecciones

Bueno para el cerebro:

- Vegetales, especialmente con hojas
- Semillas y nueces
- Frutas
- Granos integrales
- Germen de trigo
- Huevos orgánicos
- Pescado salvaje o de granja orgánica, especialmente pescado graso

Malo para el cerebro:

- Comida chatarra frita
- Comida procesada refinada
- Pesticidas
- Alcohol
- Azúcar
- Té y café
- Algunos aditivos

Cualquier comida con poco valor nutricional se considera no saludable, y puede llamarse comida chatarra. Una comida alta en grasa, sodio y/o azúcar se conoce como comida chatarra. La comida chatarra es fácil de transportar, adquirir y consumir. Por lo general, a la comida chatarra se le da una apariencia muy atractiva agregándole aditivos y colorantes

La Comida Chatarra Y La Salud

alimentarios para mejorar el sabor, la textura, la apariencia, y para aumentar su durabilidad.

Recuerde: la comida chatarra son sólo calorías vacías. Una caloría vacía carece de micronutrientes como vitaminas, minerales, aminoácidos y fibra, pero proporciona mucha energía (calorías).

Como la comida chatarra es rica en grasas y azúcares, es la responsable de la obesidad, las caries dentales, la diabetes tipo 2 y las enfermedades cardíacas.

COMIDAS MALAS QUE COMEN NUESTROS HIJOS

Mi preocupación por la salud de nuestros jóvenes ha ido en aumento. A medida que seguimos viendo en los niños altos índices de problemas de salud típicos en adultos, como la diabetes y la hipertensión, es sobrecogedor saber cuánto de esto es el resultado de la actitud de negligencia absoluta que nosotros, como adultos, asumimos con respecto a lo que permitimos que sea común en sus dietas.

No es ningún secreto que, durante años, las comunidades de color de bajos ingresos han sufrido la desaparición, en sus vecindarios, de las tiendas de comestibles frescos y asequibles. Pero pocos de nosotros nos detenemos a pensar en cómo esto afecta a nuestros niños.

¿Alguna vez ha llegado usted tarde al trabajo, por haber ido a desayunar con su niño a la escuela, para ver qué sirven? ¿Y recuerda usted la última vez que llevó a su niño al supermercado para enseñarle cómo comprar comida? ¿Cuándo fue la última vez que miró en una típica tiendecita de barrio, para ver lo que comen nuestros hijos cada día?

Comidas Malas Que Comen Nuestros Hijos

Recientemente encontré un estudio que examinaba el papel de las pequeñas tiendas de barrio en la vida de nuestros niños. Sobra decir que brindaba una imagen aleccionadora de cuánto les hemos fallado a nuestros hijos al no guiarlos ni protegerlos mientras adquieren hábitos y comportamientos alimentarios que de seguro harán de ellos adultos enfermizos e improductivos.

El estudio del Center for Obesity Research and Education de la Temple University reveló que por "poco más de un dólar", los niños de la ciudad pueden entrar en una tiendecita de barrio y hartarse de calorías dañinas y de basura poco nutritiva, y que, para muchos, esto se había convertido en un modo de vida, y en el umbral de la obesidad. Encontró también que el estudiante promedio de Filadelfia compra más de 350 calorías en cada visita a la tienda de barrio – y el 29 por ciento de ellos compra en una de estas tiendecitas dos veces al día, cinco días a la semana, lo que representa un consumo de casi una libra de calorías por semana.

De hecho, de acuerdo con The Food Trust, en las comunidades carentes de supermercados, familias enteras dependen de las tiendecitas de barrio para comprar comida. Las opciones en estas tiendas a menudo se limitan a comida empacada y muy pocos productos agrícolas frescos, o ninguno. Las tiendas de barrio también son un destino frecuente para los niños, muchos de los cuales meriendan allí a diario, de camino a la escuela y a la vuelta.

En otra evaluación nacional, la grasa representaba un promedio del 35% del consumo total de calorías en jóvenes de 2 a 19 años, y casi dos tercios de estos jóvenes no comían las cantidades recomendadas de frutas y vegetales.

Un estudio del Departamento de Agricultura de los Estados Unidos,

La Información Es La Mejor Medicina

de 2009, reveló que 23.5 millones de personas carecen de acceso a un supermercado a menos de una milla de sus hogares. Un reciente estudio multi-estadual arrojó que las áreas de bajos ingresos tenían la mitad de supermercados que las de mayores ingresos. Otro estudio multi-estadual reveló que el ocho por ciento de los afro-norteamericanos viven en un área con un supermercado, en comparación con el 31 por ciento de los blancos. Por otra parte, por cada supermercado adicional en un área, el consumo de productos agrícolas de los afro-norteamericanos aumenta en un 32 por ciento.

Algunos estudios han mostrado que un buen desayuno mejora no sólo la nutrición del estudiante, sino también su rendimiento y su salud, y reduce el ausentismo y las visitas a la enfermería de la escuela. Esta malnutrición puede afectar el comportamiento del niño, su rendimiento escolar y el desarrollo cognitivo en general. Incluso cuando el niño se salta una sola comida, se afectan el comportamiento y el rendimiento académico. Un niño con hambre tiene dificultades para aprender.

Para un niño en edad escolar, el acto de no desayunar puede provocar fatiga y disminuir el span de atención. Mientras el cuerpo se ajusta a los bajos niveles de azúcar en sangre, el cerebro de esfuerza por desempeñar su función con un suministro mínimo de nutrientes. Los niños de hasta 10 años necesitan comer cada cuatro o seis horas para mantener una concentración de azúcar en sangre lo suficientemente alta como para sostener la actividad del cerebro y del sistema nervioso. La mayoría de los profesores pueden identificar rápidamente a aquellos niños que van a la escuela sin desayunar. Están acostados sobre el pupitre a las 10:00AM – la hora pico del aprendizaje. Esta mala nutrición crónica puede provocar otros déficits de aprendizaje más serios.

Comidas Malas Que Comen Nuestros Hijos

La efectividad de los programas y servicios nutricionales escolares puede mejorarse a través de esfuerzos de asistencia comunitaria. Por lo menos, el personal de la escuela debe familiarizarse con los recursos de salud y nutrición que están disponibles a través de las agencias locales. Se pueden establecer contactos con el departamento de salud, los programas comunitarios de nutrición, centros de salud, tiendas locales de comida y programas de entrenamiento físico. Una vez que se establezcan los contactos, los padres y las escuelas pueden colaborar con otras agencias comunitarias para influenciar de manera positiva el estado de salud y de nutrición de los niños en edad escolar.

La comida chatarra está en todas partes y nuestros estudiantes la están consumiendo en cantidades record. La "comida chatarra" es comida que tradicionalmente no tiene ningún valor nutritivo. Priva al cuerpo de los nutrientes necesarios y su consumo excesivo durante mucho tiempo produce obesidad, problemas médicos y de comportamiento. Algunos ejemplos son: "meriendas con sal, dulces, goma de mascar, la mayoría de los postres, la comida rápida frita y las bebidas carbonatadas…"

El consumo de comida chatarra está asociado a varias afecciones físicas, incluyendo la obesidad, la diabetes tipo 2, los infartos cardíacos y la reducción de la esperanza de vida. Debido a la comida chatarra, "la esperanza de vida de nuestros hijos podría ser menor que la nuestra". La comida chatarra también es una causa importante del sobrepeso en el 23 por ciento de los niños norteamericanos que lo padecen. La comida rápida y la comida chatarra, cada vez más disponible, están fuertemente relacionadas con el "incremento en un 300 por ciento del número de niños en los Estados Unidos que padecen de sobrepeso u obesidad".

Aunque no existen estudios que específicamente vinculen las

comidas fuera de casa y el rendimiento académico, sí sabemos que la mala nutrición durante un día de escuela puede provocar problemas de comportamiento y aprendizaje. Los niños con malnutrición crónica obtienen bajas calificaciones en exámenes estandarizados, son más irritables y exhiben niveles más bajos de energía.

Nuestros niños están rodeados de comida chatarra en un nuevo "entorno alimentario tóxico", y la situación es peor con el bombardeo de comerciales en los medios dirigidos a los niños. La comida chatarra está alterando la estructura y el funcionamiento del cerebro humano, aumentando y disminuyendo los niveles de insulina tan rápidamente que deja atontados a los estudiantes en las clases. El cerebro de un niño continúa desarrollándose hasta la adultez; muchas de las comidas que los estudiantes consumen afectan el crecimiento de áreas críticas del cerebro. Cuando se desestabiliza el crecimiento, pueden darse reacciones de comportamiento negativo en el aula. A menudo, los doctores no buscan la raíz del problema (la comida) sino que enmascaran los síntomas conductuales con medicamentos como el Ritalin o el Prozac, que tienen sus propios efectos secundarios, todo esto mientras el desarrollo del cerebro continúa sufriendo daños.

La buena nutrición y la actividad física tienen asociados numerosos efectos beneficiosos para la salud. Comer de manera inteligente y moverse más ayuda a los niños y jóvenes a mantener un peso saludable, a sentirse mejor y a tener más energía. Estos efectos positivos en la salud tienen el potencial para traducirse en beneficios académicos en la escuela. La buena nutrición y la actividad física nutren el cerebro y el cuerpo, y tienen como resultado estudiantes que están presentes, llegan puntuales, prestan atención en la clase, realizan las tareas y posiblemente obtienen mejores calificaciones. Como los estudiantes de esfuerzan para cumplir con los altos estándares académicos, es más importante que nunca brindarles oportunidades de que sean activos y coman de manera saludable a lo largo del día.

Las familias, las escuelas, el gobierno y las comunidades deben compartir la responsabilidad de exhortar y apoyar a los niños y jóvenes a comer de manera inteligente y a moverse más. Tenemos que salvar a los niños...

LAS ESCUELAS SEGURAS COMO EPIDEMIA DE SALUD PÚBLICA

Epidemia: Enfermedad que se propaga rápidamente por infección y afecta simultáneamente a gran número de personas de una zona determinada.

Infección: El acto o resultado de afectar de manera dañina.

Aunque los matones, las bandas, las armas y el abuso de sustancias contribuyen al miedo que experimentan muchos de los estudiantes hoy en día, no podemos pasar por alto la violencia en las comunidades y los barrios norteamericanos.

Hoy en día, las escuelas reciben más estudiantes provenientes de hogares disfuncionales, más niños que viven en la pobreza, más niños de padres adolescentes y más estudiantes de educación especial que nunca

Las Escuelas Seguras Como Epidemia De Salud Pública

antes. Desafortunadamente, los recursos para satisfacer toda la gama de necesidades que presentan estos estudiantes se hacen cada vez más limitados. La adecuada supervisión y control parentales de estos estudiantes se ha debilitado, y muchos muestran poco respeto por la autoridad, incluyendo la autoridad del personal escolar.

Como resultado, las escuelas enfrentan problemas de estudiantes que poseen armas, estudiantes implicados en el reclutamiento y la rivalidad entre bandas, y estudiantes involucrados en el tráfico de drogas, como vendedores y como compradores. Tales problemas provocan actos violentos en las escuelas y en sus alrededores. Para crear un entorno seguro que favorezca el aprendizaje, las escuelas deben implementar planes de seguridad y programas integrales de prevención que se enfoquen en las causas de fondo de la violencia.

Todas las grandes ciudades de los Estados Unidos, casi sin excepción, están registrado cifras record de jóvenes, mayormente varones afro-norteamericanos, que mueren por armas de fuego.

Aunque los casos prominentes de tiroteos protagonizados por estudiantes en escuelas han elevado la preocupación pública por la seguridad estudiantil, puede que le sorprenda saber que las muertes por violencia en las escuelas representan menos del 1% de los homicidios entre los niños y jóvenes en edad escolar.

Así que, ya ve; esto no es un "problema escolar".

¿Cuándo vamos a comenzar a ver esto como una epidemia de salud pública? En un enfoque de salud pública, se trata la violencia como trataríamos una enfermedad, como trataríamos una epidemia.

Podemos comenzar por el componente de la salud mental.

La salud mental y del comportamiento es un componente esencial

La Información Es La Mejor Medicina

de la salud y el bienestar general de los jóvenes. Afecta la manera de pensar, sentir y actuar de los jóvenes; su capacidad para aprender y establecer relaciones; su autoestima y su capacidad para evaluar situaciones, opciones y tomar decisiones. La salud mental de una persona influencia su capacidad para lidiar con el estrés, relacionarse con otras personas y tomar decisiones.

Cuatro millones de niños y adolescentes en este país sufren de algún trastorno mental serio que provoca deficiencias funcionales significativas en el hogar, la escuela, y con sus pares. Se estima que uno de cada 10 niños y adolescentes sufre de una enfermedad mental lo suficientemente seria como para causar algún nivel de deficiencia. Sin embargo, en un año cualquiera, se estima que menos de uno de cada cinco de esos niños recibe el tratamiento que necesita.

¿Quién está exigiendo el incremento de los servicios de salud mental disponibles para estos jóvenes?

Un alarmante 65% de los varones y 75% de las hembras en los centros juveniles de detención padecen de al menos un trastorno mental. Estamos encarcelando jóvenes con trastornos mentales, algunos de hasta 8 años, en vez de identificar sus trastornos a tiempo e intervenir con un tratamiento apropiado.

El tratamiento temprano y efectivo de las enfermedades mentales puede evitar que una cantidad significativa de jóvenes delincuentes y violentos tengan un futuro de violencia y crimen.

La contribución de los factores sociales a los problemas de salud de los jóvenes afro-norteamericanos merece una mayor atención que la que ha recibido hasta ahora.

Los jóvenes varones afro-norteamericanos tienen un índice de

Las Escuelas Seguras Como Epidemia De Salud Pública

muerte que es al menos 1.5 veces mayor que el de los jóvenes varones blancos, y casi tres veces el índice de los jóvenes varones asiáticos. Aunque el índice de muerte desciende en los hombres de 25 a 29 años en la mayor parte de los grupos, sigue aumentando entre los afro-norteamericanos.

¿Somos tan tontos como para creer que esto se debe a que los jóvenes varones afro-norteamericanos están en la base de la cadena evolutiva? ¿Ha escuchado usted hablar de las disparidades de salud?

Con cualquier otra causa de muerte, donde los afro-norteamericanos sufren de manera desproporcionada (enfermedad cardíaca, cáncer, diabetes), se acepta universalmente que el acceso a la educación y los factores socio-económicos son los causantes. ¿Por qué no aplicamos la misma lógica a esta epidemia de salud pública que es la violencia juvenil?

A lo largo de la historia, se cree comúnmente que las "epidemias" suponen un brote de alguna enfermedad infecciosa aguda, como el sarampión, la polio, o la inflamación séptica de la garganta. Si fuera una epidemia de gripe, se implementarían todo tipo de vacunas y medidas preventivas. Desafortunadamente, como ocurrió con el cólera en Haití, los titulares hablan de ello durante unos días, y luego todo vuelve a la normalidad.

Estamos tan centrados y empeñados en "culpar" a los superintendentes de las escuelas públicas y a los comisionados de policía de todo Estados Unidos por no hacer lo suficiente, ¡que estamos en el pueblo y no vemos las casas! Hemos guardado convenientemente este asunto en una cajita llamada "violencia juvenil".

La educación es uno de los indicadores de salud más fiables: mientras más escuelas tienen las personas, más probable es que tengan buena salud. Aunque la educación está estrechamente relacionada con los ingresos y las

La Información Es La Mejor Medicina

ocupaciones, la evidencia sugiere que la educación ejerce la mayor influencia en la salud. Una educación más formal se asocia de manera consistente con índices de muerte más bajos, mientras que menos educación predice una muerte temprana. Mientras menos escuelas tengan las personas, más alto el riesgo de que incurran en comportamientos que atenten contra su salud, como fumar, padecer sobrepeso, o tener un bajo nivel de actividad física. La culminación del pre-universitario es una buena manera de medir el logro académico porque su influencia en la salud ha sido bien estudiada, y es ampliamente reconocida como requisito mínimo de entrada a la educación superior y un empleo bien pagado. Un enfoque de salud pública se centra en los factores de riesgo y de protección. No se centra en la respuesta que representa la reacción de la justicia criminal, que hace de la amenaza de castigo la principal fuerza disuasiva.

Rara vez han estado los profesionales de la salud y la educación en mejor posición para trabajar juntos y alcanzar metas comunes. Rara vez un solo problema ha contribuido a tantas condiciones adversas de índole social, económico y de salud. Lo menos que merecen los jóvenes de nuestro país es un esfuerzo concertado que les abra las puertas a una vida de salud y éxitos.

Las intervenciones para reducir los índices de estudiantes que abandonan sus estudios tratan de cambiar a los individuos, las familias, las escuelas, los sistemas escolares, o políticas públicas relacionadas con la pobreza, el bienestar o el empleo.

El problema de la violencia juvenil es complejo, y es necesario que nuestra respuesta se nutra de lo mejor que todos los sectores y disciplinas tienen para ofrecer.

Las Escuelas Seguras Como Epidemia De Salud Pública

La violencia juvenil y la seguridad escolar son un **problema de salud pública**. Salgamos del estado de negación.

MELÓN 101

Aunque el melón de agua es el principal tipo de melón cosechado en los Estados Unidos, en términos de cantidad de acres, producción y consumo per cápita, probablemente la mayoría de los norteamericanos se sorprenderían al escuchar que los afro-norteamericanos representan *una cantidad pequeña* de los consumidores de melón. Los negros representan alrededor del 13 por ciento de la población de los Estados Unidos; sin embargo, representan sólo el 11 por ciento del consumo de melón. Es posible que muchos afro-norteamericanos se muestren reacios a comer melón porque no quieren "validar" el estereotipo del negro estúpido y torpe que camina arrastrando los pies y come melón.

Nativo de África, el melón era una valiosa fuente portátil de agua para el desierto, y para momentos en que los suministros naturales de agua estaban contaminados. Ya en 2500 a. de C., se cultivaban melones en Egipto y La India, como se evidencia en los jeroglíficos antiguos.

El melón fue llevado a China cerca del siglo X, y luego al Hemisferio Oeste, poco después del descubrimiento del Nuevo Mundo. En Rusia, donde se cultiva gran parte del suministro comercial de melón, existe

Melón 101

un famoso vino hecho de esta fruta. Además de Rusia, los principales cultivadores comerciales de melón incluyen China, Turquía, Irán y los Estados Unidos.

Hoy en día, existen cientos de variedades. Esto se debe mayormente a las necesidades particulares de los mercados regionales: la manipulación genética ha permitido cultivar melones gigantes (el más grande pesó aproximadamente 262 libras), así como variedades sin semillas (derivadas de la polinización cruzada de una planta tetraploide con una diploide, que tuvo como resultado una planta triploide con muchas menos semillas que un melón normal). De hecho, existen más de 1200 variedades de melón, que varían en tamaño de menos de una libra hasta más de doscientas libras, con carne roja, naranja, amarilla o blanca.

Los melones se cultivan en 44 de los Estados Unidos continentales. Si usted compra melones en un estado del oeste, es probable que hayan sido cultivados en California o Arizona. Si los compra en un estado del centro-oeste o del este, es más probable que hayan sido cultivados en Florida, Georgia o Texas. Si se le antoja mucho comer melón el Día de Año Nuevo, probablemente pueda conseguir uno, ya que se importan desde México. Sin embargo, la temporada de melones en el país se extiende desde mayo hasta cerca de finales de octubre. El momento más alto de la temporada es entre mayo y agosto.

El melón no es sólo una fruta refrescante para apaciguar el calor en un cálido día de verano, sino que tiene también ventajas para la salud. El melón es también muy efectivo para reducir la temperatura del cuerpo y la tensión arterial. Muchas personas en las regiones tropicales comen esta fruta diariamente, en la tarde durante el verano, para protegerse de un golpe de calor. Esta fruta también puede ayudar a reducir inflamaciones

La Información Es La Mejor Medicina

que contribuyen a padecimientos como el asma, la ateroesclerosis, la diabetes, el cáncer de colon y la artritis. El melón está lleno de agua, carbohidratos y fibra, además de vitaminas y minerales esenciales que nutren el cuerpo y garantizan un mejor metabolismo.

El melón tiene la mayor concentración de licopeno, que es un antioxidante importante para combatir las enfermedades cardíacas y el cáncer. También contiene grandes cantidades de potasio, esencial para la función nerviosa de los músculos, y que ayuda a disminuir la tensión arterial. La fruta contiene vitamina A, que ayuda a mantener la salud de los ojos y es un buen antioxidante. La B6 ayuda con el funcionamiento del cerebro, y la vitamina C ayuda a fortalecer la inmunidad y previene el daño celular. También contienen aminoácidos importantes, como la citrulina y la arginina, que ayudan a mantener las arterias, el flujo sanguíneo y la salud cardíaca en general. Los aminoácidos también mejoran la sensibilidad del cuerpo a la insulina.

Los valores nutritivos del melón no están sólo en su carne. Aunque muchos las escupimos, las semillas del melón no son necesariamente molestas: en algunos países de Asia, especialmente en China, las semillas tostadas son muy comunes, ¡y se comen como merienda! En otras regiones de África, se aplastan para obtener aceite, muy común en sopas como el egusi. De hecho, incluso la cáscara se puede encurtir o freír ligeramente. Esto significa que el melón completo es comestible.

Las semillas del melón también están disponibles en los mercados, en forma seca, y tienen un alto valor nutricional. Las semillas son ricas en magnesio y contienen altas cantidades de proteínas y grasa. Las semillas de melón son fuentes excelentes de proteína (aminoácidos esenciales y no esenciales) y aceite. La semilla del melón está formada, aproximadamente,

Melón 101

de un 35% de proteína, un 50% de aceite y un 5% de fibra dietética. La semilla del melón también es rica en micro- y macro-nutrientes tales como el magnesio, el calcio, el potasio, el hierro, el fósforo, el zinc, etc. Los científicos saben que cuando se consume melón, un químico llamado citrulina se convierte en el aminoácido conocido como arginina, por la acción de ciertas enzimas. La arginina es el aminoácido que hace milagros con el corazón y el sistema circulatorio y que mantiene en buen estado el sistema inmunológico.

Los beneficios del melón no terminan aquí. La arginina también asiste en el ciclo de la urea, al eliminar de nuestro cuerpo el amoníaco y otros compuestos tóxicos. La citrulina, el precursor de la arginina, está presente en mayores concentraciones en la cáscara del melón que su carne.

La relación citrulina-arginina contribuye a la salud del corazón, del sistema inmunológico, y puede resultar ser de mucha utilidad para aquellos que sufren de obesidad y de diabetes tipo 2. La arginina estimula el óxido nítrico, que relaja los vasos sanguíneos, el mismo efecto básico del Viagra, para tratar la disfunción eréctil y quizá incluso prevenirla.

Aunque existen muchos problemas psicológicos y fisiológicos que pueden causar impotencia, el óxido nítrico adicional puede ayudar a aquellos que necesitan elevar su flujo sanguíneo. Esto también ayudaría en el tratamiento de la angina, la hipertensión y otros problemas cardiovasculares.

Quizás el melón no actúa específicamente sobre un órgano, como el Viagra, pero es una forma fantástica de relajar los vasos sanguíneos sin sufrir ningún efecto secundario.

Como beneficio adicional, algunos estudios han mostrado que las variedades más rojas de melón han desplazado al tomate como rey del licopeno. Casi el 92% del melón es agua, pero el 8% restante está cargado de licopeno, un antioxidante que protege el corazón humano, la próstata y la salud de la piel.

¿Alguna vez se ha preguntado cómo cultivan melones sin semilla?

Un melón sin semillas es un "híbrido", que se crea cruzando polen masculino de un melón, que contiene 22 cromosomas por célula, con una flor de melón femenino con 44 cromosomas por célula. Cuando esta fruta madura, las pequeñas testas blancas de las semillas contienen 33 cromosomas, lo que significa que es estéril e incapaz de producir semillas. Esto se asemeja a la mula, que se produce cruzando un caballo con un asno. Este proceso no implica manipulación genética. Los alimentos modificados genéticamente (o alimentos GM) son alimentos derivados de organismos modificados genéticamente.

Así que ahí tiene. Los melones sin semillas son simplemente melones normales, si bien son un pariente más joven del melón tradicional con semillas. A pesar de ser el niño nuevo del vecindario, el melón sin semillas se vende más que los que tienen semillas, por un margen significativo. De acuerdo con la National Watermelon Promotion Board, sólo el 16% de los melones que se venden en las tiendas tienen semillas. Hace 10 años, el 46 por ciento de éstos tenían semillas.

Escoger el mejor melón es un arte, y marca una diferencia inmensa. La National Watermelon Promotion Board ofrece estos tres sencillos consejos para escoger un buen melón:

- Escoja un melón firme, simétrico, que esté libre de magulladuras, cortes y abolladuras.
- Antes de comprarlo, cargue el melón. Mientras más pesado se

Melón 101

sienta, mejor – un buen melón es 92% de agua, que le proporciona la mayor parte del peso.
- En la parte de abajo del melón, debe haber una mancha amarillo cremoso, donde estuvo apoyado en el suelo, madurándose al sol.

Un consejo final para los melones que compre este verano. Cuando están sin cortar, se conservan mucho mejor a temperatura ambiente. Los niveles de licopeno pueden mantenerse aunque esté puesto en el piso de la cocina. Pero una vez que lo corte, refrigérelo. ¡Y que lo disfrute!

CONSEJOS DE SALUD PARA EL VERANO

He aquí algunas informaciones útiles para ayudarle a pasar el verano sin nada más que buenos recuerdos y mucha diversión.

Estrés por calor

El estrés por calor puede oscilar entre leve y ser una amenaza para la vida – puede afectar a hombres y mujeres, sin importar su edad. Sin embargo, los niños pequeños y los ancianos son los más vulnerables. Los bebés y los niños pequeños no pueden regular bien la temperatura de su cuerpo; puede que los ancianos estén tomando algún medicamento que contribuya el estrés por calor. Los atletas son vulnerables porque consumen mucha energía y generan mucho calor, así que necesitan mantenerse hidratados. En su forma más leve, los síntomas del estrés por calor incluyen sed, fatiga y sensación de calor. Pero si se ignoran estas primeras señales de advertencia, puede desarrollarse una verdadera afección por calor. La afección por calor comienza con calambres, continúa y se convierte en agotamiento por calor, y puede convertirse en un golpe de calor.

Calambres por calor

Los calambres por calor incluyen calambres en las piernas o el abdomen, normalmente acompañados de mareos, sed y latido rápido del corazón. Se recomienda al menos un cuarto de galón de agua o de otra bebida sin azúcar. <u>Beber líquidos es el paso más importante para mantenerse saludable.</u> El agua es lo ideal, pero la limonada o el té helado son buenos sustitutos.

Agotamiento por calor

El mareo, las náuseas, los dolores de cabeza y el latido rápido del corazón son síntomas de agotamiento por calor. Llegado este punto, es necesaria atención médica de emergencia.

Golpe de calor

El golpe de calor es algo serio y requiere atención médica inmediata. Es el resultado de la incapacidad del cuerpo de manejar la carga de calor. La piel se siente caliente pero seca, y la persona puede estar inconsciente. Esto es una emergencia médica. ¡Llame al 911! Los buenos métodos de prevención son cruciales para mantenerse saludables en el calor. Aquí tiene algunos consejos:

- Si está trabajando fuera, intente trabajar temprano en la mañana o después de las 6 p.m., cuando hace más fresco.

La Información Es La Mejor Medicina

- Si está trabajando en un área sin aire acondicionado, beba un cuarto de galón de agua cada hora.
- Si su dieta lo permite, consuma sal adicional en los alimentos.
- Considere lugares con aire acondicionado, como centros comerciales o bibliotecas.
- No deje a los niños o a las mascotas en el auto.

En el verano, muchas personas corren a las Salas de Emergencia con afecciones relacionadas con el corazón, como el agotamiento por calor y el golpe de calor. Aquí le presento algunos consejos para mantenerse fresco:

- No haga demasiado ejercicio cuando hace calor.
- Lleve una gorra o sombrero para protegerse del sol.
- Mantenga a mano una botella de agua, para así no tener que preocuparse por la deshidratación.
- Defina un ritmo para trabajar fuera, bajo el sol, durante un largo tiempo. Tome descansos frecuentes para que su cuerpo tenga oportunidad de enfriarse.
- Recuerde, los días nublados son tan cálidos y peligrosos como los días soleados.

Tenga presente que simplemente la manera en que conduzca sus actividades diarias puede marcar la diferencia.

- **Los accidentes cerebrovasculares** pueden ocurrir en cualquier estación, pero sus síntomas son más fáciles de pasar por alto cuando hace calor, ¡hasta que ya es demasiado tarde! Conozca las señales de advertencia del accidente cerebrovascular – debilidad, entumecimiento o parálisis de la cara, el brazo o la pierna

Consejos De Salud Para El Verano

(especialmente en un solo lado del cuerpo), visión nebulosa o disminuida repentinamente, dificultad para hablar o para entender a los demás, mareo, problemas de equilibro o coordinación y dolor de cabeza repentino o severo. Busque atención inmediata.

- ¡Beba, beba y beba! Los **cálculos renales** son más comunes durante los meses del verano porque el clima más cálido produce deshidratación y eleva la concentración de sustancias en la orina. Estas sustancias se cristalizan y forman piedras. Aumentar el consumo de líquidos (de 3 a 4 cuartos de galón de fluidos al día) puede evitar que se formen cálculos en los riñones.

- ¡Cuidado con el aumento de la temperatura! Los problemas relacionados con el calor del verano son comunes en las personas mayores. Esto se aplica en especial a los ancianos con enfermedad cardíaca u otro padecimiento crónico, y a las personas que toman ciertos medicamentos como los diuréticos (píldoras de agua), algunos tipos de antidepresivos y tranquilizantes. Los síntomas del golpe de calor no son específicos, pero incluyen mareos, debilidad, náuseas, dolor de cabeza y sensación de calor. Las personas disfrutamos las cálidas temperaturas de la primavera y el verano, y las bacterias también. Cuando haga calor, tenga cuidado de no dejar alimentos sobre la encimera durante ningún período de tiempo. Los alimentos pueden ser caldo de cultivo para las bacterias. Estas bacterias producen toxinas que pueden dañar el sistema digestivo y provocar intoxicación alimentaria. Durante los meses cálidos, coma sólo comida bien almacenada y refrigerada, y alimentos que estén bien cocinados.

- Evite el sol del mediodía si usted sufre de alguna **enfermedad**

La Información Es La Mejor Medicina

cardíaca, y su doctor le ha recetado un programa de ejercicios. Haga sus ejercicios temprano en la mañana o en la tarde-noche, cuando no hace tanto calor.
- Las gafas de sol con protección UV pueden mejorar la capacidad de los ojos de filtrar los rayos dañinos del sol. Escoja gafas que bloqueen el 99-100% de la radiación UV (UV-A y UV-B). Tengo cuidado con las gafas que no especifican exactamente qué cantidad de rayos UV bloquean.

Un comentario final sobre los niños en el clima cálido. En el calor, muy probablemente el bebé sudará más y comerá menos. Para compensar por los fluidos que se pierden por el sudor, asegúrese de que su niño aumente su consumo de fluidos. Como muchos niños pequeños beben menos cuando se sienten incómodos por el calor, es mejor ofrecerles el pecho o el biberón a intervalos frecuentes. Los niños mayores deberían tomar agua o jugos de fruta diluidos entre un biberón y el siguiente. Cuando sea posible, dele un tiempo a su niño para refrescarse cuando entre a la casa, después de jugar fuera en un día caluroso, antes de ofrecerle comida, ya que el calor puede reprimirles el apetito. Si su bebé está comiendo alimentos sólidos, es buena idea tratar de darle comidas más pequeñas a intervalos más frecuentes. No olvide llevar agua con usted.

MANTENER LA CABEZA FRÍA EN TEMPORADAS CALIENTES

Después de un invierno largo y frío, la mayoría de nosotros estamos ansiosos por disfrutar de los cálidos días del verano. En cuanto sale el sol, salimos a trabajar en el jardín, a disfrutar de un juego de golf, o simplemente a dar una caminata larga y agradable. Además de planificar actividades para la maravillosa temporada cálida, las personas también necesitan planificar para prevenir problemas serios causados por el calor.

Cuando hace calor, el cuerpo trabaja más para tratar de mantenerse fresco. El calor excedente escapa a través del sudor, de la exhalación de aire caliente e incrementando el flujo de la sangre que va a la piel. Pero el calor puede sobrecargar estos mecanismos, produciendo una amplia gama de síntomas incómodos. Si no se hace nada para remediar estos síntomas, puede ocurrir daño serio e incluso problemas riesgosos para la vida.

El cuerpo humano está hecho en aproximadamente un 70% de agua;

se dice que el tejido cerebral consiste en un 85% de agua. Es por esto que beber de 6 a 8 vasos de agua al día ayuda a que nuestro cuerpo funcione de manera eficiente. Se estima que si perdiéramos tan sólo una décima parte del agua de nuestro cuerpo, no podríamos sostenernos en pie, y mucho menos caminar.

Pero el cuerpo pierde fluido de maneras variadas:

- Cuando orinamos;
- Cuando vomitamos o tenemos diarrea;
- Cuando sudamos; y
- Cuando lo expulsamos de los pulmones, al respirar.

Normalmente, el cuerpo se enfría sudando. No obstante, si la temperatura y la humedad son extremadamente altas, sudar no es un método eficiente para mantener la temperatura normal del cuerpo. Cuando esto ocurre, puede cambiar la química de la sangre, y los órganos internos – incluyendo el cerebro y los riñones – pueden sufrir daños.

La circulación en el cuerpo ayuda a disipar el calor, pero cuando la temperatura del aire es mayor que 32°C (90°F), la única manera de evitar que el cuerpo se sobrecaliente es sudar. El enfriamiento por evaporación, o sudar, sólo es posible cuando se le suministran al cuerpo suficientes fluidos. Una hidratación inadecuada puede tener como resultado mareos, desmayos, problemas digestivos, e incluso la muerte.

La deshidratación puede provocar rápidamente un colapso fatal del sistema circulatorio, debido a que el corazón y los sistemas de control de la temperatura no pueden disipar el calor interno del cuerpo. El cuerpo es como un pequeño horno; el bombeo de la sangre, la respiración y las actividades digestivas generan calor en lo profundo del cuerpo. Si usted

Mantener La Cabeza Fría En Temporadas Calientes

está trabajando al calor, la actividad de los músculos genera aún más energía. Si usted no ha consumido suficientes fluidos para sudar y enfriarse, la temperatura del cuerpo aumentará y comenzará a destruir tejidos y órganos. El colapso puede ocurrir rápidamente. Aunque el cuerpo advierte del problema, muchas personas no reaccionan ante las señales de advertencia.

A medida que la temperatura aumenta, la sangre caliente quema los músculos, y éstos comienzan a arder y a doler. Si continuamos realizando esfuerzo físico, la circulación se ve afectada, al faltarnos el aliento y, sin importar cuán fuerte respiramos, no lo recuperamos. Si usted ignora esta señal, la temperatura aumenta a más de 41ºC (106ºF) y su cerebro sufre daños. Comenzará a tener dolor de cabeza, a ver manchas frente a los ojos, a sentir un zumbido en los oídos, a sentirse mareado, y perderá el conocimiento.

La falta de fluido nos expone al golpe de calor, así que usted necesita beber fluidos todo el tiempo que haga un calor extremo. No podemos depender de que la sed nos avise cuando estemos deshidratados, porque la sed no se siente hasta después de haber perdido de dos a cuatro libras de fluidos, y para entonces ya es demasiado tarde para compensar el déficit de fluidos.

Todos escuchamos la frase: "Debe beber muchos fluidos cuando hace calor". "Muchos fluidos" significa al menos de 1 a 2 cuartos de galón al día. Puede ser agua, jugo de frutas o bebidas con sabor a frutas o carbonatadas. Como el envejecimiento puede causar una disminución de la sensación de sed, las personas mayores deberían beber agua, jugos de frutas u otras bebidas de frutas a intervalos regulares durante el día, incluso si no se sienten con sed. Evite las bebidas alcohólicas y aquellas que contengan cafeína. Las píldoras de sal no son sustitutas de los fluidos.

Durante la temporada caliente, necesitará beber más fluido que el que le indica la sed. Aunque permanezca bajo techo y limite su actividad, el cuerpo necesita reemplazar los fluidos, las sales y los minerales que pierde. Haga un esfuerzo adicional por beber un mínimo de seis a ocho vasos de 8 onzas de fluidos fríos al día. Cuando haga ejercicios pesados en un ambiente cálido, beba de dos a cuatro vasos de fluidos fríos cada hora. Los padres deberían asegurarse de que sus niños beban suficientes fluidos. Si usted está haciendo una dieta especial restringida a los fluidos, o si está tomando diuréticos, pregúntele a su médico sobre el consumo de fluidos cuando hace calor.

No beber suficientes fluidos, demasiado esfuerzo en un día caluroso, pasar demasiado tiempo al sol o permanecer demasiado tiempo en un lugar excesivamente caluroso puede provocar afecciones relacionadas con el calor. Conozca los síntomas de los trastornos cardíacos y de la sobreexposición al sol, y esté preparado para ofrecer tratamiento de primeros auxilios.

Los trastornos por calor incluyen quemaduras, calambres por calor, agotamiento por calor y golpes de calor. Los niños son más susceptibles a la deshidratación; los ancianos tienen más probabilidades de sufrir un golpe de calor.

Quemaduras: Síntomas: Enrojecimiento y dolor de la piel, posible hinchazón, ampollas, fiebre, dolores de cabeza. Primeros Auxilios: Dele una ducha, y use jabón para eliminar los aceites que puedan bloquear los poros y evitar que el cuerpo se enfríe de manera natural. Si hay ampollas, aplique vendas secas y esterilizadas, y busque atención médica.

Mantener La Cabeza Fría En Temporadas Calientes

Calambres por Calor: Síntomas: Espasmos dolorosos, generalmente en los músculos de la pierna y el abdomen. Sudoración abundante. Primeros Auxilios: Presión firme sobre los músculos acalambrados, o un masaje suave para aliviar el espasmo. Dele sorbos de agua. Si experimenta náuseas, deje de hacerlo.

Agotamiento por Calor: Síntomas: Sudoración abundante, debilidad, pulso débil, posible temperatura normal, desvanecimiento, vómitos, piel fría, pálida y viscosa. Primeros Auxilios: Acueste a la víctima en un lugar fresco. Afloje la ropa. Aplique paños húmedos y fríos. Abanique o mueva a la víctima hacia un lugar con aire acondicionado. Dele sorbos de agua. Si experimenta náuseas, deje de hacerlo. Si vomita, busque atención médica inmediata.

Golpe de Calor (Golpe de Sol): Síntomas: Temperatura corporal alta (41ºC (106ºF) o más). Piel caliente y seca. Pulso fuerte y rápido. Posible pérdida de la consciencia. Probablemente la víctima no sude. Primeros Auxilios: El golpe de calor es una emergencia médica seria. Llame a los servicios de emergencia médica o lleve a la víctima a un hospital inmediatamente. La demora puede ser fatal. Mueva a la víctima de un ambiente más fresco. Intente con un baño frío o aplicar agua con una esponja para reducir la temperatura corporal. Tenga extremo cuidado. Retire la ropa. Utilice ventiladores y/o aire acondicionado. NO ADMINISTRE FLUIDOS.

Tenga presente que muchas personas con problemas de salud deberían tener cuidados adicionales con respecto al calor.

Las personas que padecen de diabetes a menudo carecen de conocimiento para tratar de manera efectiva su diabetes cuando hace calor.

Las personas que padecen de diabetes tienen una capacidad limitada

La Información Es La Mejor Medicina

para sudar, y por lo tanto corren un riesgo elevado de sufrir problemas relacionados con el calor, incluyendo deshidratación, de acuerdo con los investigadores. En un sondeo de 152 personas en Phoenix, casi el 20% dijo que no tomaban precauciones hasta que la temperatura no pasara los 38ºC (100ºF). Sin embargo, las afecciones por calor pueden ocurrir entre los 27 y los 32ºC (80-90ºF). Sólo cerca de la mitad de los pacientes conocen la definición de índice de calor (que mide la temperatura y la humedad).

Los investigadores dicen que es importante tomar precauciones porque la insulina y los medicamentos orales pueden perder su efectividad a temperaturas más altas.

El calor también aumenta los peligros que corren las personas que deben tomar sus medicamentos para la hipertensión, flujo sanguíneo deficiente, excitabilidad e irritabilidad, o depresión.

El verano puede ser divertido, e incluso excitante. Asegúrese de no contribuir a la excitación al convertirse en una estadística.

Sea inteligente, y anticipe lo que pueda necesitar para evitar problemas con el calor. El largo y cálido verano es un cambio bien recibido después de la nieve y la cellisca, ¡así que disfrútelo!

¡Beba agua!

EL AYUNO

El ayuno es un proceso natural que ocurre cuando no se consume ningún alimento durante 3-5 horas, y durante el sueño.

Durante estas últimas semanas, me encontrado con muchas personas que están "ayunando" por una razón o por otra: "Limpieza de Primavera", Cuaresma, la "Limpieza Maestra", la "Dieta de la Limonada", o el que está surgiendo como favorito popular, el "Ayuno de Daniel".

Existen muchas razones por las cuales las personas ayunan. En la historia, al ayuno se le asocia un significado religioso. Luego se asoció con la protesta social en personas como Ghandi, Martin Luther King, y mi hombre, Dick Gregory.

Más recientemente, se escribió mucho sobre el peso que tuvo que perder Beyoncé (20 libras en 10 días), haciendo la "Limpieza Maestra", para su papel en la película "Dreamgirls", donde su personaje aparece primero con 16 años, y después con 36.

Aunque es cierto que Beyoncé estuvo hermosa en la película, con 14 libras de menos y viéndose 10 años más joven para filmar el papel más joven, hay mucha información que la mayor parte de las personas que ayunan no tienen, así que me gustaría hacer el intento de tratar este tema.

Comenzando con Beyoncé, el problema no es qué tenía su dieta, sino qué no tenía. Esta dieta consiste en una mezcla de agua purificada con jugo de limón, sirope de arce de Grado B y pimienta de cayena. Se hizo popular en 1976, como una manera de limpiarse, desintoxicarse y perder peso. No hay grasas, proteínas, vitaminas ni minerales, y el único carbohidrato está en forma de azúcar. Los científicos clínicos dicen que las personas que sigan esta dieta durante un período largo de tiempo comenzarán a sentirse letárgicos y no podrán concentrarse... Probablemente terminarán en un hospital, especialmente las personas que la sigan durante más de 10 días.

Aunque usted pueda haber decidido ayunar, debería tener claro que la vasta mayoría de los doctores y otros proveedores de atención de salud, incluyendo nutricionistas y expertos en dietas, no aceptan el ayuno. Estos médicos y proveedores de atención de salud creen que el ayuno prolongado conlleva demasiados riesgos, con un peso mayor que cualquier beneficio posible. Sólo una ínfima minoría de los proveedores de atención de salud acepta el ayuno con agua como un proceso válido.

Si usted está ayunando para perder peso, hay algunos puntos que debería tener presentes antes de comenzar el ayuno. Existen muchos tipos de ayuno, y usted deberá encontrar uno que cumpla con sus requerimientos. Discuta los beneficios de los diferentes tipos de ayuno con su doctor antes de decidir.

Comencemos por el ayuno con agua. Si usted sufre de padecimientos como la hipoglucemia, hiperglucemia, problemas cardíacos crónicos o esquizofrenia, entonces este ayuno no es recomendable. Cuando el cuerpo se somete al ayuno con agua, el corazón descansa, así que es importante respirar profundo antes de levantarse para que el corazón comience a bombear. De lo contrario, podrá sentirse mareado o sentir que va a perder el conocimiento.

Muchas personas pueden soportar, sin riesgos, un ayuno con jugo durante alrededor de 30 días. Pero, nuevamente, aquellos que tienen problemas como diabetes, hipotiroidismo, hipoglucemia, etc., no deberían intentarlo sin primero consultar a su médico. Además del jugo, las personas que sufran de estos padecimientos, deberán suplementar el ayuno con tajadas de plátano y aguacate a cada 2-3 horas. Agregar algunos vegetales a los jugos les añade la potencia de las proteínas, y una fuente de fibra les dará la masa requerida. Esto asegurará la regulación de los niveles de azúcar en sangre. Pero si sus riñones son funcionan adecuadamente, entonces no se recomienda un ayuno con jugo.

Muchos expertos intestinales dicen que no es necesaria una dieta extrema para limpiarnos por dentro.

El cuerpo hace un muy buen trabajo deshaciéndose de las toxinas por sí mismo. No existe evidencia que sugiera que estos tipos de dieta sean necesarios o útiles.

Aunque existen padecimientos médicos que interfieren con el funcionamiento de los órganos e impiden que el cuerpo se libre de toxinas, las personas saludables ya poseen un sistema de desintoxicación incorporado – el hígado, los riñones, los pulmones y la piel.

Y cuando intentamos purgar nuestros intestinos de las "cosas malas", también "los purgamos de las cosas buenas que los mantienen saludables".

Demos una mirada a algunos de los peligros de ayunar para perder peso:

La Información Es La Mejor Medicina

1. Ayunar para Perder Peso Aumenta el Estrés

Cuando ayunamos, el cuerpo entra en modo de auto-preservación para contrarrestar la inanición. Comenzará a ralentizar el metabolismo y a aumentar la producción de cortisol. El cortisol es una hormona del estrés producida por las glándulas suprarrenales. Cuando sufrimos de una enfermedad o de estrés, hay una cantidad de cortisol en el cuerpo mayor de lo habitual. Una alta cantidad de cortisol puede hacer que usted se sienta estresado física, mental o emocionalmente.

2. Ayunar Daña los Músculos

Cuando no consumimos suficientes alimentos, el cortisol que hay en el cuerpo trata de liberar ciertos aminoácidos de los músculos y convertirlos en azúcar. Luego el azúcar se lleva al cerebro, los riñones y los glóbulos rojos. El cerebro puede utilizar grasas o azúcar como combustible, pero normalmente prefiere el azúcar, y los glóbulos rojos necesitan azúcar para sobrevivir. Cuando libera aminoácidos, el cortisol en realidad está descomponiendo los tejidos musculares. La pérdida muscular puede ralentizar la pérdida de peso, porque los músculos son necesarios para quemar la grasa excedente en el cuerpo.

3. Ayunar Provoca más Hambre

Si no consumimos alimentos durante un período prolongado de tiempo, el cuerpo comienza a producir menos hormonas tiroideas. La pérdida de hormonas tiroideas y la descomposición del tejido muscular ralentizarán significativamente el metabolismo general del cuerpo. Esta consecuencia se hace evidente cuando dejamos de ayunar y volvemos a nuestros hábitos alimentarios normales. Cuando comenzamos a ayunar, se suprimen las hormonas del apetito, pero comenzarán a funcionar a toda máquina cuando volvamos a comer. Esto tiene como resultado un incremento del hambre. Con un metabolismo más lento y un apetito elevado, usted comenzará a aumentar de peso rápido.

4. Ayunar Causa Problemas de Salud

El ayuno prolongado puede agotar el suministro de nutrientes esenciales del cuerpo, tales como los carbohidratos, las proteínas, las vitaminas, los ácidos grados, los minerales y los electrolitos. Esto puede provocar el desarrollo de varios problemas de salud, incluyendo fatiga, dolores de cabeza, deshidratación, mareos, estreñimiento, hipoglucemia, anemia, debilidad muscular, cálculos biliares y confusión mental. Si usted padece algún tipo de problema de salud, se recomienda que no ayune, porque se volverá más susceptible a los efectos perjudiciales del ayuno.

La mayoría de las personas puede ayunar sin peligro, pero si usted decide intentarlo, es importante que lo haga bajo la supervisión de su doctor. Sin embargo, existen algunas personas que no deberían ayunar, incluyendo:

- Los bebés y los niños pequeños
- Las personas con enfermedades serias
- Las mujeres embarazadas
- Las personas con diabetes tipo I
- Las personas con insuficiencia renal
- Las personas que tienen temor de ayunar

La Información Es La Mejor Medicina

Aunque las personas pueden perder rápidamente algunas libras con estas dietas, la mayoría de las personas recuperan el peso que perdieron con *cualquier* dieta, especialmente las de tipo altamente restrictivo, de acuerdo con investigaciones recientes publicadas en American Psychologist, una publicación de la American Psychological Association. Los investigadores descubrieron que, si bien las personas pueden perder del 5 al 10 por ciento de su peso en los primeros meses de una dieta, dos tercios de las personas recuperan incluso más peso del que perdieron en cuatro o cinco años.

Limitar las comidas altas en grasa, comer con moderación y consumir más vegetales y frutas puede no parecer tan glamuroso como matarse de hambre durante días como una celebridad, pero es más saludable a la larga y, por supuesto, más sexy que pasarse todo el día corriendo al baño.

El ayuno con agua conlleva muchos riesgos y queremos que usted tenga consciencia de ellos antes de tomar la decisión de emprender un ayuno con agua. Como no estará comiendo nada, es seguro que experimentará debilidad mientras dure el ayuno con agua, y perderá peso. Recuperar las fuerzas después del ayuno puede tomar algo de tiempo. Es muy común que ocurran mareos y desvanecimientos, especialmente al levantarse después de estar acostado o sentado. Otros síntomas comunes y desagradables son la arritmia cardíaca, las palpitaciones, la deshidratación, las náuseas, el vómito, las erupciones en la piel, los dolores de garganta, las descargas de mucosidad, los dolores en la parte baja de la espalda, el incremento del flujo menstrual, la irregularidad de los ciclos menstruales, la pérdida del cabello, la irritación gástrica, los cálculos renales o biliares y las perturbaciones emocionales. También existe la posibilidad de alteraciones en los mecanismos y electrolitos básicos del cuerpo, lo cual podría provocar problemas al corazón, como infartos cardíacos, o problemas vasculares como el accidente cerebrovascular.

Déjeme decirlo otra vez: Si decide que quiere ayunar, es importante que hable con su profesional de atención de salud para que éste pueda monitorear su salud antes y durante el ayuno.

AYUDA PARA DEJAR DE FUMAR

Usted ya sabe que fumar causa cáncer de pulmón, enfisema, y enfermedad cardíaca, pero sigue fumando. Durante mis años de trabajo con las personas y sus problemas de salud, rara vez he encontrado un problema más difícil que el hábito de fumar. La mayoría de los fumadores quieren dejarlo, pero al parecer la avidez y la naturaleza adictiva del hábito siempre salen ganando. ¡Si no fuera por la nicotina! Se ha dicho que la nicotina es incluso más adictiva que el alcohol, la heroína y la cocaína, y que basta con cuatro cigarrillos para desarrollar una adicción para toda la vida.

La nicotina es la principal droga que contienen los cigarrillos, que es potencialmente muy adictiva. Causa los mismos cambios fisiológicos en la química del cerebro que hacen que un individuo quiera consumir una droga cada vez más. La nicotina también crea los síntomas de tolerancia y abstinencia que son comunes en el alcohol y otras drogas adictivas. El ciclo de "recuerdo eufórico" (recordar la sensación de placer que la droga induce), y la incomodidad física y psicológica que se produce cuando se deja de consumir la droga, hacen muy difícil romper con cualquier adicción. Porque comprendo esto es que nunca juzgo a los fumadores.

Cuando un individuo está fumando un cigarrillo, el cuerpo responde inmediatamente al químico nicotina que se encuentra en el humo. Hay un incremento inmediato de la tensión arterial, del ritmo cardíaco y del flujo sanguíneo al corazón. Las arterias comienzan a estrecharse. El humo contiene monóxido de carbono, el cual reduce la cantidad de oxígeno en sangre. Esto provoca un desequilibro entre la demanda de oxígeno de las células y la cantidad de oxígeno que la sangre puede suministrarles.

La nicotina también tiene efectos físicos y anímicos en el cerebro que para muchos individuos son placenteros y tranquilizadores. Este efecto placentero y tranquilizador refuerza el uso continuo de nicotina y luego la subsiguiente dependencia. La dependencia de la nicotina se basa en factores tanto psicológicos como físicos. Por ejemplo, el fumador desarrolla ciertos comportamientos típicos asociados al hábito de fumar. Generalmente, se fuma un cigarrillo después de comer, cuando toma una taza de café o alcohol, en situaciones estresantes o cuando otro fumador está fumando.

Ya en 1988, el informe del Surgeon General, "Nicotine Addiction", concluyó que:

- Los cigarrillos, y otras formas del tabaco, son adictivos.
- La nicotina es la droga que provoca la adicción.
- El hábito de fumar ha sido, históricamente, una de las adicciones más difíciles de curar.
- Las características que determinan la adicción a la nicotina son

similares a aquellas que determinan las adicciones a drogas más fuertes, como la heroína y la cocaína.

Para ayudar a motivarlo más a que deje de fumar, he compilado una lista de maneras en que su vida puede esfumarse si no deja el hábito, y que no son muy conocidas.

Desde un elevado riesgo de ceguera hasta un deterioro precipitado de las funciones mentales, he aquí 10 razones convincentes – y a menudo sorprendentes – para cumplir su resolución para el 2010.

ENFERMEDAD DE ALZHEIMER: EL HÁBITO DE FUMAR ACELERA EL DETERIORO MENTAL

En la tercera edad, el índice de deterioro mental es hasta cinco veces más rápido para los fumadores que para los no fumadores, de acuerdo con un estudio de 9,200 hombres y mujeres de más de 65 años. Es muy probable que el hábito de fumar desencadene un círculo vicioso de daños arteriales, coágulos y un aumento del riesgo de accidente cerebrovascular, y que esto provoque deterioro mental.

En resumen: el uso crónico del tabaco es dañino para el cerebro y acelera el desarrollo de la enfermedad de Alzheimer.

LUPUS: FUMAR ELEVA EL RIESGO DE ENFERMEDAD AUTOINMUNE

Fumar cigarrillos eleva el riesgo de desarrollar lupus – pero dejar el hábito reduce el riesgo.

El lupus eritematoso sistémico – conocido como lupus – es una enfermedad autoinmune crónica que puede provocar inflamación, dolor, y daños a los tejidos en todo el cuerpo. Aunque algunas personas que padecen de lupus muestras síntomas leves, puede volverse muy severo.

Riesgo Elevado de Impotencia

Los hombres que se preocupan por su desempeño en la alcoba deberían dejas de fumar, sugiere un estudio que vinculó el hábito de fumar con la capacidad de un hombre de tener una erección. El estudio de casi 5,000 hombres chinos mostró que los hombres que fumaban más de un paquete al día tenían un 60% más de probabilidades de sufrir de disfunción eréctil, comparados con los hombres que nunca fumaban cigarrillos.

En total, el 15% de los que son o fueron fumadores han experimentado disfunción eréctil.

Ceguera: Fumar Eleva los Riesgos de Degeneración Macular por la Edad

Los fumadores tiene cuatro veces más probabilidades de quedarse ciegos debido a la degeneración macular por la edad que aquellos que nunca han fumado. Pero dejar el hábito puede reducir ese riesgo. Aunque no se comprenden completamente todos los factores de riesgo, la investigación ha señalado el hábito de fumar como una causa principal y modificable.

Más de un cuarto de todos los casos de degeneración macular por la edad con ceguera o deficiencia visual son atribuibles a la exposición actual o pasada al hábito de fumar.

Artritis Reumatoide: Los Fumadores Vulnerables Genéticamente Elevan Aún Más Sus Riesgos

Las personas cuyos genes los hacen más susceptibles de desarrollar artritis reumatoide tienen aún más probabilidades de adquirir la enfermedad si fuman.

De hecho, ciertos fumadores vulnerables genéticamente pueden tener casi 16 veces más probabilidades de desarrollar la enfermedad que los no fumadores que tienen el mismo perfil genético.

Ronquidos: Incluso Vivir con un Fumador Eleva el Riesgo

El hábito de fumar – o vivir con un fumador – puede provocar ronquidos, de acuerdo con un estudio de más de 15,000 hombres y mujeres.

Los ronquidos habituales, definidos como ronquidos altos y molestos al menos tres noches por semana, afectaban al 24% de los fumadores, 20% de los ex fumadores, y casi 14% de las personas que nunca habían fumado. Mientras más fumaran las personas, con más frecuencia roncaban. Incluso los no fumadores tenían más probabilidades de roncar si estaban expuestos al humo de segunda mano en sus hogares.

Reflujo Ácido: Fumar Empedernidamente Vinculado con la Acidez

Las personas que han fumado durante más de 20 años tienen un 70% más de probabilidades de padecer de reflujo ácido que los no fumadores. Aproximadamente una de cada cinco personas sufre de acidez o reflujo ácido, conocido médicamente como enfermedad de reflujo gastroesofágico o ERGE (GERD).

Ayuda Para Dejar De Fumar

Cáncer de Mamas: Fumar Activamente Juega un Papel Más Importante de lo que se Pensaba

El predominio del cáncer de mamas entre las fumadoras actuales fue mayor en un 30% que entre las mujeres que nunca habían fumado – sin importar si las no fumadoras habían estado expuestas a humo de segunda mano o pasivo.

Corren un riesgo mayor las mujeres que comenzaron a fumar antes de los 20 años, las que comenzaron a fumar al menos cinco años antes de su primer embarazo a término, y las que habían fumado durante períodos más largos de tiempo o fumaban 20 o más cigarrillos al día.

Si estas razones no fueran suficientes para motivarlo a dejar de fumar, tenga presente esto:

- El hábito de fumar está relacionado con ciertos cánceres de colon.
- Fumar puede elevar el riesgo de depresión en los jóvenes.
- Algunos estudios han vinculado el hábito de fumar con la enfermedad de la tiroides.

La adicción a la nicotina es una enfermedad crónica, progresiva y a menudo fatal. El tratamiento más común en el esfuerzo por ayudar a los individuos adictos a dejar de fumar es la terapia de sustitución nicotínica. Ésta puede ser administrada utilizando parches de nicotina, píldoras de nicotina, atomizadores nasales de nicotina, inhaladores o gomas de mascar de nicotina.

Los productos hechos de hierbas naturales para ayudar a dejar de fumar pueden incluir:

La Información Es La Mejor Medicina

- **Lobelia:** produce efectos similares a la nicotina en el sistema nervioso central y actúa como relajante.
- **Pasionaria o granadilla:** produce una sensación de calma y relajación, y ayuda con la irritabilidad que pueda experimentar.
- **Menta o yerbabuena:** sus hojas se han utilizado durante siglos por sus propiedades relajantes y desintoxicantes.
- **Raíz de jengibre:** ayuda a la digestión y alivia las náuseas que en ocasiones produce la abstinencia de la nicotina.

Existen muchas otras hierbas consideradas remedios para dejar de fumar. Edúquese al respecto de estos ingredientes naturales y decida si son una buena opción para usted.

Si ya está convencido de dejar de fumar, ¡puede empezar ya mismo!

LOS RONQUIDOS

Estoy seguro de que todo el mundo está familiarizado con los **ronquidos**.

Ya sea que los llame por su nombre callejero, "serruchar troncos", o por su nombre médico, "estertores", los ronquidos son comunes. Roncamos cuando algo bloquea el paso del aire a través de la boca y la nariz. El sonido es producido por tejidos en la parte superior de las vías respiratorias que chocan entre sí y vibran.

Muchos adultos roncan, en especial los hombres.

Casi todo el mundo ronca ocasionalmente. ¡Incluso un bebé o una amada mascota pueden roncar! Pero los ronquidos pueden afectar la cantidad y la *calidad* del sueño. Dormir mal puede provocar fatiga diurna, irritabilidad, y aumentar los problemas de salud. Y, si sus ronquidos son tan altos que su compañero de cama no puede dormir, puede que termine exiliado de la habitación.

Los **ronquidos** son vibraciones de las estructuras respiratorias y el sonido resultante, debido a la obstrucción del movimiento del aire durante la respiración cuando dormimos. En algunos casos, el sonido puede ser suave, pero en otros casos puede ser alto y desagradable. Roncar durante el sueño puede ser una señal, o una primera alarma, de apnea obstructiva del sueño.

A menudo, las estadísticas sobre los ronquidos pueden ser contradictorias, pero al menos 30% de los adultos, y quizás hasta un 50% de las personas en algunos grupos demográficos, roncan.

Aunque pueda disgustarle pensar que haya problemas que provoquen sus ronquidos o los de su compañero de cama, es importante llegar al fondo del asunto. Cuando lo haga, estará protegiendo su salud, y la intimidad de su relación.

- **La edad**. A medida que entramos en la mediana edad, y más allá, la garganta se hace más estrecha, y el tono muscular de la garganta disminuye.
- **La manera en que estamos hechos**. Los hombres tienen vías respiratorias más estrechas que las mujeres, y es más probable que ronquen. La garganta estrecha, el paladar hendido, el adenoides agrandado, y otros atributos físicos (que contribuyen al ronquido) pueden ser hereditarios.
- **Problemas nasales y sinusales**. La congestión de las vías respiratorias dificulta la inhalación y crea un vacío en la garganta, que produce ronquidos.
- **Tener sobrepeso o estar fuera de forma**. El tejido graso y el tono muscular bajo contribuyen al ronquido.
- **El hábito de fumar, y el consumo de alcohol y medicamentos**. El consumo de alcohol, el hábito de fumar (o el humo de

segunda mano), y ciertos medicamentos aumentan la relajación muscular, y provocan más ronquidos.
- **La postura al dormir.** Dormir bocarriba hace que los músculos de la garganta se relajen y obstruyan las vías respiratorias.

Es crucial tener consciencia de las diferentes maneras en que dormimos y roncamos. Las posiciones en que dormimos revelan mucho, y descubrir cómo dormimos puede revelar por qué roncamos. Cuando sabemos por qué roncamos, nos acercamos a una cura.

- Roncar con la boca cerrada puede indicar un problema de la lengua.
- Roncar con la boca abierta puede estar relacionado con los tejidos de la garganta.
- Roncar cuando dormimos bocarriba es probablemente leve – una mejora de los hábitos de sueño y cambios en el estilo de vida pueden ser curas efectivas.
- Roncar en todas las posiciones puede significar que el problema es más severo y puede requerir un tratamiento más integral.

¿Ha intentado dormir en diferentes posiciones y toda sufre noches ruidosas? Intente con los siguientes consejos de autoayuda.

- **Baje de peso.** Perder aunque sea un poco de peso puede reducir el tejido graso en la parte posterior de la garganta y reducir los ronquidos. El ejercicio en general puede ayudar porque tonificar los brazos, las piernas y los abdominales hace que, de manera no intencional, se tonifiquen músculos de la garganta que no se ven, y esto hará que ronque menos.

La Información Es La Mejor Medicina

- **Despeje el pasaje nasal.** Tener la nariz congestionada dificulta la inhalación y crea un vacío en la garganta, que a su vez produce ronquidos. Puede hacerlo por la vía natural con una tetera de irrigación nasal, o tratar con descongestionantes nasales o tiras nasales que lo ayuden a respirar con mayor facilidad cuando duerma.
- **Deje de fumar.** Si fuma, tiene altas probabilidades de roncar. Fumar hace que las vías respiratorias se congestionen, al irritar las membranas de la nariz y la garganta.
- **Establezca patrones de sueño regulares.** Cree con su compañero un ritual para la hora de acostarse, y cúmplalo. Irse a dormir juntos de manera rutinaria contribuye a mejorar el sueño y, por lo tanto, a minimizar los ronquidos.
- **Mantenga húmedo el aire de la habitación** con un humectador. El aire seco puede irritar las membranas de la nariz y la garganta.
- **Cambie de posición.** Elevar la cabeza cuatro pulgadas puede facilitar la respiración y hacer que la lengua y la mandíbula se muevan hacia delante. (Consejo: duerma sin almohada, o intente con una almohada especialmente diseñada para asegurarse de que los músculos del cuello no se compriman.)

Además de las dificultades habituales (falta de calidad de sueño), roncar puede someter la relación a una tremenda tensión. Incluso aquellos compañeros que se las arreglan para tolerar los ronquidos, comenzarán a sufrir un deterioro de su salud debido a la falta de sueño, que a su vez puede provocar fatiga diurna, irritabilidad, tensión arterial elevada y otros.

Uno de los principales **problemas de salud relacionados con los**

Los Ronquidos

ronquidos es la falta de sueño. Ésta puede afectar muchas áreas de su vida cotidiana. Siente su cabeza ligera y borrosa, le resulta difícil concentrarse en lo que esté haciendo, se sorprende dando cabezadas, o peor, hasta quedándose dormido cuando está conduciendo, se siente irritable, de mírame y no me toques, y tiene poca paciencia. Todo esto puede deberse a la falta de sueño. Quizás pueda parecerle que durmió varias horas, pero no habrán sido horas de sueño suficientemente profundo como para que el cuerpo descanse completamente. A menudo se pasa por alto la calidad del sueño, y no se le concede la debida importancia, pero es una causa real de muchos *problemas de salud relacionados con los ronquidos*. Si usted es capaz de dormir bien la noche completa de manera regular, entonces la carga diaria de la vida se le hará mucho más fácil de soportar y será capaz de lidiar con cualquier problema que se le presente, se volverá mucho más positivo y se sentirá mucho más saludable.

Si bien los ronquidos son causados por, y pueden provocar, numerosos problemas de salud física, también son responsables de problemas relacionados con la salud mental y emocional.

Para aquellos que no sufren de este padecimiento y pueden dormir sin roncar, pero que viven con alguien que ronca, la vida puede volverse insoportable. Los ronquidos han sido utilizados incluso como motivo de divorcio.

No sólo sufre el compañero de alguien que ronca. Durante las horas de sueño, cualquier que se encuentre cerca de alguien que ronque sufrirá. Pueden ser otros miembros de la familia que vivan en la misma casa, pueden ser los vecinos de la casa contigua. Como los niveles de ruido de los ronquidos alcanzan el mismo nivel en decibeles que un motor aeropropulsor, el ruido puede propagarse incluso a través de las paredes.

La Información Es La Mejor Medicina

Para cualquiera que padezca de ronquidos, la falta de sueño durante un período prolongado de tiempo puede tener un impacto emocional y mental, que a menudo está oculto y no se toma en cuenta. Puede resultarle imposible al compañero de alguien que ronca dormirse, y ni hablar de permanecer dormido.

Los efectos de los ronquidos pueden ser abarcadores y a menudo no se toman en cuenta. Se ha dado el caso en que los ronquidos han sido la causa del rompimiento matrimonial y del divorcio. Algunas personas han sido expulsadas de sus hogares por la molestia causada por el ruido de sus ronquidos. Los ronquidos han acabado con la amistad entre compañeros de piso. Algunas personas han perdido sus empleos por la somnolencia que sigue a una noche de sueño inadecuado. Los ronquidos, y la falta de sueño que provocan, también causan mala memoria y falta de concentración.

Si usted ronca, sea proactivo. Al menos consígase unas tiras nasales. Si no tiene cuidado, puede casi arruinarle el fin de semana perfecto...

ACERCA DE LA PÉRDIDA DEL CABELLO

El cabello, como cualquier cosa que crezca, tiene su propio "ciclo de vida". En un momento cualquiera, aproximadamente el 90% del cabello de su cabeza estará en la fase de "crecimiento", y el 10% estará en la fase de "descanso". La fase de crecimiento dura entre dos y seis años, mientras que se estima que la fase de descanso dura entre dos y tres meses. Es después de este ciclo de crecimiento y descanso que un cabello muere y es reemplazado por otro cabello nuevo que crece en el mismo folículo. Este proceso comienza alrededor de la edad de 10 semanas y continúa durante la mayor parte de la vida adulta – si todo sigue igual. Por lo tanto, es natural perder una cierta cantidad de cabello al día debido a este ciclo natural de crecimiento del cabello.

Cerca del 95% de todos los casos de pérdida del cabello se deben a lo que se le llama Alopecia Androgenética (comúnmente llamada calvicie de patrón masculino, ya que es mucho más frecuente que ocurra hombres que en mujeres, aunque las mujeres también pueden ser afectadas por este rasgo). Por lo generar este rasgo es hereditario, aunque el grado en que alguien puede ser afectado por él varía de una persona a otra.

Un cabello fuerte y saludable es, en parte, reflejo de la dieta que consumimos. Si su dieta carece de las proteínas, hierro y aminoácidos esenciales que requiere un cabello saludable, entonces es natural que su cabello sufra como resultado. Esto puede hacerse evidente simplemente en un cabello opaco y sin vida, o puede representar daños más serios al cabello y a los folículos capilares.

La pérdida del cabello como resultado de este rasgo puede identificarse a partir del patrón de calvicie característico que la persona presenta. El cabello de alguien afectado por la calvicie de patrón masculino por lo general comenzará a menguar desde las sienes, desde la parte superior de la cabeza hacia atrás, o ambas. El cabello en estas áreas continúa menguando y a menudo produce un patrón de herradura en el cabello alrededor de la cabeza. Las personas estamos programadas desde que nacemos para perder el cabello. Si una persona posee los genes de la pérdida del cabello al nacer, entonces los folículos de la parte superior de la cabeza serán sensibles a la hormona dihidrotestosterona (DHT) en etapas más avanzadas de la vida. Típicamente, un hombre que experimente una pérdida perceptible de cabello a una edad temprana tendrá tendencia a progresar hacia una pérdida de cabello más extensa, a medida que envejezca.

Los estudios sobre los efectos de la dieta en la pérdida del cabello han mostrado que las personas que consumen dietas altas en grasas animales tienden a tener niveles más altos de testosterona que se libera hacia el torrente sanguíneo y, como resultado, experimentan índices más altos de pérdida de cabello. Además, las dietas altas en grasa también están vinculadas a una disminución de la producción de las globulinas que producen proteínas en el cuerpo. Estas globulinas juegan un papel importarte en la neutralización de la testosterona en el cuerpo hasta que se la necesite. Una disminución de estas globulinas significa una cantidad mayor de testosterona en sangre, que puede ser transformada en DHT inductora de pérdida de cabello.

Así que una dieta balanceada, rica en nutrientes adecuados, puede asegurar que su pelo sea saludable y fuerte, y capaz de resistir mejor cualquier predisposición genética que pueda tener. Resulta interesante observar a las personas que viven en países de Asia, por ejemplo, donde su dieta incluye un alto consumo de proteínas y vitaminas nutritivas, y los niveles de pérdida de cabello en esos países comparados con los países occidentales. La base de su dieta son los vegetales, los mariscos y el arroz, por ejemplo. Estos alimentos están cargados de vitaminas, proteínas y ácidos grasos, que son todos esenciales para la salud del cabello.

Probablemente el aspecto más difícil de sufrir de estrés sea identificar que sufrimos de estrés en primer lugar. El cabello y la piel son normalmente los lugares que primero exhiben los síntomas del estrés, y si usted está perdiendo más cabello de lo habitual, puede que sea recomendable examinar su estilo de vida e identificar si el estrés indebido podría ser un factor.

Un incremento en los niveles de estrés a menudo se manifiesta en un incremento en otros factores perjudiciales para el crecimiento saludable del cabello, tales como un aumento del consumo de tabaco, café, y de alimentos dañinos. Estos hábitos van de la mano, y a menudo pueden ir en escalada si no se frenan.

Al igual que la dieta, es más que probable que la pérdida del cabello no sea resultado únicamente del estrés, pero éste puede sin duda jugar un papel – y como las deficiencias dietéticas, la pérdida de cabello por estrés es reversible.

Al contrario de lo que comúnmente se cree, el gen que porta la tendencia a perder cabello no se hereda solamente de la línea materna. El gen también puede ser transmitido por el lado paterno de la familia. Además, sólo porque pueda haber descendientes en cualquier lado de la familia que presenten pérdida del cabello, esto no significa necesariamente que la descendencia futura también desarrollará el mismo problema. Existen muchos factores que intervienen para determinar si la descendencia que porta el gen de la calvicie de patrón masculino será afectada por ésta.

Las afecciones y las enfermedades, y los medicamentos recetados para ellas, pueden ser una causa de pérdida del cabello. Como se ha discutido anteriormente, cualquier desequilibrio hormonal puede manifestarse como un aumento de pérdida del cabello, así que si usted descubre un aumento de pérdida del cabello mientras toma un medicamento, consulte con su profesional de salud. Es sabido que algunos medicamentos aumentan la pérdida del cabello, tales como los medicamentos para las enfermedades cardíacas, la hipertensión y la artritis, por sólo nombrar algunos.

Cualquier tipo de enfermedad puede tener algún efecto secundario en el cuero cabelludo y en el cabello, pero es sabido que algunas enfermedades, como la enfermedad de la tiroides, tienen un efecto en el cabello y propagan la pérdida de éste. Su profesional de salud puede hacerle un examen de la tiroides, que es sencillamente un análisis de sangre. La pérdida del cabello que resulta de la enfermedad de la tiroides es reversible, con un medicamento apropiado para el problema de la tiroides. Como muchos de los síntomas de la enfermedad de la tiroides son los mismos para muchas otras afecciones (letargo, problemas de peso, pérdida del cabello, fatiga, etc.), es mejor consultar a un profesional de salud si usted cree que su pérdida del cabello puede deberse a un problema de la tiroides – particularmente antes de que considere gastar su dinero en cualquier remedio para la pérdida del cabello.

Existen suplementos y vitaminas que puede ayudar a combatir la pérdida del cabello. He aquí una lista de ellos, y de sus efectos:

- <u>Ácidos grasos esenciales tales como el aceite de linaza, de prímula y de salmón</u> – Mejoran la textura del cabello y evitan que el cabello se reseque y se quiebre.
- <u>Complejo vitamínico B con Vitamina B3, B5, B6</u> – Son importantes para la salud y el crecimiento del cabello.
- <u>Biotina</u> – Las deficiencias de ésta están vinculadas a trastornos de la piel y a la pérdida del cabello.
- <u>Inositol</u> – Vital para el crecimiento del cabello.
- <u>Metisulfonil-Metano (MSM)</u> – Ayuda en la producción de queratina, una proteína que es uno de los componentes principales del cabello.
- <u>Vitamina C con bioflavonoides</u> – Ayuda a mejorar la circulación en el cuero cabelludo y ayuda con la acción de los antioxidantes en los folículos capilares.
- <u>Vitamina E</u> – Aumenta la absorción de oxígeno, lo cual mejora la circulación en el cuero cabelludo y mejora la salud y el crecimiento del cabello.
- <u>Zinc</u> – Estimula el crecimiento del cabello al mejorar la función inmune.

La Información Es La Mejor Medicina

- Coenzima Q10 – Mejora la circulación en el cuero cabelludo y eleva la oxigenación de los tejidos.
- Algas marinas – Minerales necesarios para el crecimiento adecuado del cabello.
- Cobre – Trabaja con el zinc para ayudar al crecimiento del cabello.
- Extracto de Semilla de Uva – Un potente antioxidante que protege los folículos capilares del daño por radicales libres.

En resumen, no importa cuán lejos creamos que hemos llegado en términos de comprensión de la pérdida del cabello, todavía se especula mucho sobre sus causas. Por lo tanto, es de vital importancia, antes que emprender cualquier acción curativa, consultar a un profesional de salud para descartar cualquier causa relacionada con enfermedades de las que usted pueda no estar al tanto.

PARA COMPRENDER LA CIÁTICA

Ya usted sabe lo que se siente: dolores punzantes en la pierna. También puede sentir cosquillas o adormecimiento. Su doctor dice que es la ciática, pero sorprendentemente, la ciática no es un padecimiento médico. Es un término médico que se utiliza para describir los síntomas (los dolores punzantes, las cosquillas y el adormecimiento) causados por problemas en la parte inferior de la espalda.

Así es como ocurre. Los nervios se extienden desde el cerebro hacia los brazos y piernas para enviar mensajes a los músculos o la piel. El nervio que parte de la espina dorsal hacia los brazos o piernas se llama *nervio periférico*. Los nervios periféricos son haces de millones de fibras nerviosas que parten de la médula espinal y se extienden hacia otras partes del cuerpo tales como los músculos y la piel. Por ejemplo, estos nervios hacen que los músculos se muevan y permiten la sensación en la piel.

La sensación que produce un nervio afectado en la parte inferior de la espalda se irradia también hacia la pierna. Esto significa que su ciática

La Información Es La Mejor Medicina

puede deberse a un disco con protuberancia o un disco herniado, al embarazo, a estenosis espinal, a un tumor espinal o una infección o trauma espinales.

Cualquiera de estos padecimientos puede ejercer presión sobre el nervio ciático u otras raíces nerviosas cercanas en la parte inferior de la espalda. Y es esta presión lo que provoca el dolor y demás síntomas.

El término ciática describe los síntomas de dolor en la pierna y posiblemente sensación de hormigueo, entumecimiento o debilidad que se originan en la parte inferior de la espalda y viaja a través de los glúteos y a lo largo del nervio ciático en la parte posterior de la pierna.

¡Buenas noticias! La gran mayoría de las personas que experimentan ciática mejoran con el tiempo (generalmente algunas semanas o meses) y su dolor se alivia con tratamientos de ciática no quirúrgicos. Para otros, el dolor puede ser poco frecuente e irritante, pero tiene el potencial para empeorar.

Aunque la ciática puede ser muy dolorosa, es raro que resulte en daño nervioso (daño en los tejidos) permanente.

La ciática es más frecuente en personas entre 30 y 50 años de edad. A menudo, no es producto de ningún suceso o lesión en específico, sino que el dolor tiende a desarrollarse con el tiempo como resultado del desgaste general de las estructuras de la parte inferior de la columna.

Como dije antes, en muchos casos, la ciática mejorará y desaparecerá con el tiempo. El tratamiento inicial por lo general se centra en medicamentos o ejercicios para aliviar el dolor. Usted puede ayudar a aliviar el dolor:

- evitando sentarse (a menos que sea más cómodo que estar de pie).
- alternando entre estar acostado y dar caminatas cortas. Aumente la distancia que camina, según pueda hacerlo sin sentir dolor.
- tomando acetaminofén (Tylenol) o medicamentos anti-inflamatorios no esteroideos (AINE) tales como el ibuprofeno (Advil) o el naproxeno (Aleve).
- utilizando una almohadilla térmica, en su configuración baja o media, o una ducha tibia, durante 15 o 20 minutos cada 2 o 3 horas. También puede probar con un paquete de hielo durante 10 o 15 minutos cada 2 o 3 horas. No existe evidencia contundente que demuestre que el calor o el hielo ayuden, pero puede intentarlo para ver si le funcionan.

Los ejercicios como nadar fortalecen los músculos que sirven de apoyo a la espalda sin someterlos a tensión o a sacudidas repentinas, y pueden evitar y reducir los síntomas de la ciática. El yoga o el Pilates pueden ayudar a aumentar la flexibilidad y la fuerza de los músculos de la espalda. Una mala postura puede agravar la ciática. Tomar estas medidas puede ayudar a aliviar el dolor y la inflamación:

Estar de pie

Manténgase de pie, con la espalda recta y la cabeza hacia delante. El peso debe estar equilibrado sobre ambos pies y las piernas deben estar rectas.

Sentarse

Siéntese derecho con un apoyo, como un cojín o una toalla enrollada en la parte inferior de la espalda. Las rodillas y caderas deben estar niveladas y los pies planos sobre el piso, con ayuda de una banqueta si es necesario.

Conducir

Como al estar sentado, la espalda debe tener un apoyo apropiado. Posicione correctamente los retrovisores exteriores para evitar tener que torcer la espalda. Los pedales deben quedar en ángulo recto frente a los pies. Si va a conducir largas distancias, deberá tomar descansos regulares para estirar las piernas.

Dormir

Duerma en un colchón término medio (ni muy suave ni muy duro). El colchón deberá ser lo suficientemente duro para brindarle apoyo al cuerpo a la vez que sirve de apoyo al peso de los hombros y glúteos, manteniendo la espalda recta. Apoye la cabeza en una almohada, pero asegúrese de que el cuello no forzar el cuello en un ángulo pronunciado.

Levantar y manejar objetos

Para evitar la ciática provocada por lesiones, deberá seguir el método correcto para levantar y manejar objetos.

El tratamiento adicional para la ciática depende de lo que cause la irritación nerviosa.

Si el dolor de la ciática es severo y no ha mejorado en un tiempo de seis a doce semanas, por lo general es razonable que su doctor recomiende cirugía de la columna.

La cirugía acelera la erradicación del dolor. Sin embargo, dos años después de la cirugía, el tratamiento quirúrgico y no quirúrgico tienen los mismos resultados; así que puede escoger uno o el otro, según se sienta más cómodo.

Si padece de ciática por primera vez, quizás lo más importante después de unos días de descanso es comenzar a hacer estiramientos y ejercicios ligeros. Puede que esto sea la última cosa en la que quiere pensar, particularmente cuando incluso moverse es doloroso. A veces la mejor manera de comenzar es hacer estiramientos ligeros antes de levantarse. Siempre pregúntele a su proveedor de atención de salud qué estiramientos y ejercicios son apropiados para usted.

¿QUIÉN ES QUIÉN EN UN HOSPITAL DOCENTE?

Como siempre, cuento con el apoyo de mi mentor de confianza de mis días como estudiante de pre-medicina en UPENN: el Dr. Wesley Collier.

Cada semana, como un reloj, va a enviarme un artículo de interés, para asegurarse de hacer lo que comenzó a hacer hace más de tres décadas. O sea, para asegurarse que no me pierda nada que pueda ayudarme en mi viaje.

Esta semana, me envió un artículo sobre algo llamado **El Efecto Julio**.

Es la noción de que las muertes aumentan en julio, el mes en que los residentes médicos recién graduados comienzan en sus nuevos trabajos, probablemente debido a errores provocados para la inexperiencia.

En un estudio reciente, investigadores de la Universidad de California en San Diego descubrieron que los errores fatales con los medicamentos aumentaron en un 10 por ciento en julio, en los condados de los Estados

¿Quién Es Quién En Un Hospital Docente?

Unidos con hospitales docentes, dándole crédito a lo que se conoce hace tiempo por "Efecto Julio".

Esta información me recordó algo que escribí hace unos años, así que decidí que podría ser de ayuda compartirlo de nuevo.

Si usted ha logrado llegar a mediados de julio sin ser hospitalizado, y ha evitado la Unidad de Cuidados Intensivos (UCI) los fines de semanas, considérese afortunado.

Cada vez más, muchos de nosotros nos encontramos hospitalizados en un "hospital docente". Muchos de nosotros hemos tenido la experiencia de estar en una cama de hospital, cuando de repente 5, 10 o a veces 15 doctores entran en la habitación. Rodean la cama y escuchan mientras uno de ellos habla de ti como si fueras un carro usado en venta. Señalan tus defectos y tus virtudes.

Luego se van tan rápido como entraron, y usted se queda allí preguntándose: "¿Quiénes eran todas estas personas?"

A usted lo acaban de utilizar como "material de estudio" en un Hospital Docente.

El sistema de atención de salud de los Estados Unidos depende de los hospitales docentes para la formación clínica de los estudiantes y residentes de medicina. Los hospitales docentes son "aulas" esenciales para los médicos, las enfermeras, y otros profesionales y proveedores de atención de salud.

Además, los hospitales docentes son lugares especiales que ayudan a aquellos que carecen de servicios, y brindan servicios únicos e integrales para la población general. Para muchas personas, este concepto de "docente" es lo que les lleva a pensar que "no son doctores de verdad, están practicando conmigo".

La Información Es La Mejor Medicina

Un hospital docente es un hospital que brinda formación médica para estudiantes y residentes de medicina. Los residentes son médicos que acaban de terminar sus estudios y están en formación.

Luego de graduarse de la escuela de medicina, los doctores deben completar un programa de formación. Éste es conocido como "residencia". Durante el primer año de residencia, al doctor se llama "interno". Después del primer año, los internos se convierten en "residentes". Tanto los internos como los residentes son parte del personal de trabajo hospitalario. Son empleados del hospital docente y están bajo supervisión de un doctor del hospital.

También conocido como doctor fijo, o parte de la nómina del hospital, el jefe del servicio es el doctor a cargo de la atención del paciente. El jefe del servicio es un doctor en medicina general o en un área de medicina o cirugía. En un hospital docente, un jefe de servicio supervisa a los internos y residentes.

Su Médico de Atención Primaria (conocido también como PCP) es aquel que usted ve en sus visitas regulares a la consulta. Él o ella ve a los pacientes en la consulta y en las "rondas", los exámenes de los pacientes en el hospital.

Muchos hospitales docentes tienen fuertes vínculos con alguna escuela de medicina cercana.

La residencia es un programa de formación de 3 años o más en una especialidad médica. El primer año de formación, después de la escuela de medicina, se llama internado, o más comúnmente se le llama primer año de residencia. Gran parte de lo que el doctor aprenderá en su especialidad, lo aprenderá durante su residencia.

Luego de 12 años de escuela, 4 años de universidad y 4 años en la

¿Quién Es Quién En Un Hospital Docente?

escuela de medicina, todavía queda mucho por aprender. Los primeros 20 años de escuela son la fundación y las herramientas que el doctor necesitará para aprender su especialidad. Durante la residencia, aprenderán medicina atendiendo pacientes con una variedad de enfermedades. Mientras más pacientes atiendan, y mientras más enfermedades o variedades de enfermedades vean y traten, más competentes serán.

He aquí una sinopsis de algunas especialidades y sub-especialidades médicas, y la duración de sus programas de formación (internado y residencia) después de la escuela de medicina:

- Anestesiología – 4 años
- Dermatología – 4 años
- Medicina de emergencia – 3-4 años
- Cirugía general – 5 años. Las sub-especialidades de cirugía requieren de 1 a 4 años adicionales después de los 5 años de residencia. Incluyen: Cirugía Vascular, Cirugía Cardio-Torácica, Cirugía Pediátrica, Cirugía de Colon y Rectal. Algunas especialidades quirúrgicas requieren 1-2 años de Cirugía General, o sea, 3-5 años adicionales de formación en la especialidad. Éstas incluyen: Neurocirugía, Cirugía Ortopédica, Oftalmología, Otolaringología, Cirugía Plástica y Urología.
- Medicina Interna – 3 años. Las sub-especialidades de la Medicina Interna requieren 2-3 años adicionales después de los 3 años de residencia. Éstas incluyen: Cardiología, Endocrinología, Gastroenterología, Geriatría, Hematología, Oncología, Enfermedades Infecciosas, Nefrología, Neumología, Reumatología.

La Información Es La Mejor Medicina

- Neurología – 4 años
- Ginecología y Obstetricia – 4 años
- Patología – 4 años
- Pediatría – 3 años. Las sub-especialidades de Pediatría requieren 2-3 años adicionales después de los 3 años de residencia. Éstas incluyen: Cardiología Pediátrica, Endocrinología Pediátrica, Gastroenterología Pediátrica, Enfermedades Infecciosas Pediátricas, Cuidados Críticos Pediátricos, Neonatología, Nefrología Pediátrica, Neumología Pediátrica, Reumatología Pediátrica.
- Psiquiatría – 4 años
- Radiología – 4-5 años. Las sub-especialidades de Radiología requieren 1-2 años adicionales después de la residencia. Éstas incluyen: Neurorradiología, Radiología Vascular e Intervencional, Radiología Pediátrica.

Una vez completado toda la formación en una especialidad, y a menudo luego de dos o tres años de práctica, el médico puede realizar los exámenes para ser "certificado académicamente" en su especialidad. Esto significa que han aprobado un arduo examen de sus conocimientos en la especialidad. Una de las medidas de la competencia de un médico es la Certificación Académica.

La mayoría de los médicos son doctores en medicina (M.D.). Tratan todo tipo de enfermedades y lesiones. Algunos médicos son doctores en medicina osteopática (D.O.). Éstos se centran en los músculos y huesos. Ambos pueden realizar su residencia en un hospital docente.

Así que no entre en pánico. Los estudios muestran que si usted tiene

¿Quién Es Quién En Un Hospital Docente?

que estar en un hospital, es más seguro un hospital docente. Tiene índices de mortalidad más bajos para algunas cirugías complejas que los hospitales no docentes, de acuerdo con un estudio en los Archivos de Cirugía. Uno de los temores de muchas personas es que ir a un hospital docente con estudiantes y residentes de medicina pueda entorpecer su atención médica, ya que los jefes de servicio tienen que enseñar, en vez de realizar las cirugías. Este estudió demostró que esta percepción es completamente errónea. Ser sometido a cirugía en los hospitales docentes es quizás más seguro que en los hospitales no docentes, debido al mayor volumen de casos complejos que se ve en estos centros.

Gracias nuevamente, Dr. Collier... ¡continúe informándome!

GLOSARIO DE TÉRMINOS DE LA REFORMA EN SALUD

En el espíritu de continuar empoderando a las personas con la información necesaria para tomar buenas decisiones sobre su salud, y con los cambios que están al producirse en los próximos años en la atención de salud en Estados Unidos, he aquí un glosario de algunos de los términos más comunes que habrán escuchado:

Accountable Care Organization (Organización de Atención de Salud Responsable, ACO)- Una red de servicios de salud que se une para brindar todos los servicios necesarios a los pacientes. La red recibe el pago de toda la atención que se brinda al paciente, y es responsable por la calidad y el costo de esa atención. Los nuevos programas piloto de Medicare y Medicaid incluidos en la nueva ley de reforma en salud pueden brindar incentivos financieros a esas organizaciones para que mejoren la calidad

Glosario De Términos De La Reforma En Salud

y reduzcan los costos al permitirles compartir las ganancias que se logren como resultado de esos esfuerzos.

Annual Benefit Limit (Límite Anual de Beneficios)–Las aseguradoras limitan la cantidad de reclamaciones que pagarán en un año para un individuo. Los individuos entonces deben pagar todos los costos de cualquier servicio que utilice ese año por encima del límite. A comienzos de 2010 se controlarán los límites anuales de beneficios y serán prohibidos en 2014 con la reforma en salud.

Case Management (Gestión de Casos)–El proceso de coordinar la atención médica brindada a pacientes con diagnósticos específicos o aquellos con necesidades complejas de atención de salud. Estas funciones las llevan a cabo los gestores o administradores de casos que pueden ser médicos, enfermeras o trabajadores sociales.

Chronic Care Management (Atención a las Enfermedades Crónicas)–La coordinación tanto de la atención de salud como de los servicios de apoyo para mejorar la situación de salud de pacientes con padecimientos crónicos tales como la diabetes y el asma.

Co-ops (cooperativas)–Organizaciones privadas sin fines de lucro que se organizan en algunos estados para competir con las aseguradoras privadas.

COBRA–Continuación temporal del seguro de salud a precio de grupo, disponible para algunos antiguos empleados, jubilados, esposos o esposas e hijos dependientes cuando se pierde la cobertura debido a algún evento, tal como la pérdida del empleo. Por lo general, los que participan del COBRA pagan todas sus anualidades por sí mismos.

Coordination of Benefits (Coordinación de Beneficios, COB)– Una persona puede tener más de un tipo de cobertura de seguro, por

La Información Es La Mejor Medicina

ejemplo un plan de su empleador y otro del empleador de su pareja. En ese caso, los dos planes trabajan juntos para coordinar cual paga primero, y cuanto. Este proceso es conocido como coordinación de beneficios.

Diagnostic Test (Prueba o análisis diagnóstico)–Exámenes y procedimiento recomendados por un médico para determinar si el paciente tiene algún padecimiento o enfermedad, basados en síntomas o señales específicos exhibidos por el paciente. Estas herramientas de diagnóstico incluyen pero no se limitan a radiología, ultrasonido, medicina nuclear, laboratorio, y servicios o pruebas de patología.

Doughnut Hole (Hueco de la Rosquilla)–Una brecha o vacío en los seguros de pago por medicamentos recetados en Medicare Parte D, en la cual los beneficiarios que tienen planes Parte D pagan el 100% del costo de las medicinas recetadas una vez que el gasto total por concepto de medicamentos exceda el limite inicial de cobertura hasta que cualifiquen para cobertura por concepto de catástrofe. Con el seguro estándar Parte D, Medicare cubre el 75% de los gastos totales en medicamentos por debajo de un límite inicial de cobertura (2830 $ en 2010), y el 95 % de los gastos por encima del nivel de catástrofe (6440 $ en 2010). Estos límites deben aumentar con el paso del tiempo. El hueco de la rosquilla o brecha en la cobertura se refiere específicamente al rango entre estos dos niveles (3610 $ en 2010), en el cual los beneficiarios son responsables por todos los costos en medicamentos recetados. Esta brecha en la cobertura irá siendo eliminada bajo la reforma en salud, de tal manera que para 2020 los beneficiarios sólo serán responsables del 25% de todos los costos en medicamentos recetados por debajo del nivel de catástrofe.

Emergencia Care (Atención de Emergencia)–Son los servicios de atención de salud brindados en salas o servicios de emergencia luego

Glosario De Términos De La Reforma En Salud

de aparecer una enfermedad o condición médica que se manifiesta con síntomas de tal severidad que, sin atención médica inmediata, cualquier persona prudente con conocimientos básicos de salud y medicina puede reconocer que: a) afecta con peligro serio la salud mental o física de una persona; b) puede afectar seriamente las funciones corporales; o causar serias disfunciones a cualquier miembro u órgano del cuerpo.

Employer-based health care (Atención de Salud Pagada por el Empleador)–Se refiere a los planes de seguros médicos que ofrecen los centros de trabajo a sus empleados.

Formulary (Formulario)–Listado de medicamentos por receta que cubre un plan de seguro médico.

Generic Drug (Medicamento Genérico)–Medicamento que es el equivalente farmacéutico de uno o más medicamentos de marca. Tales medicamentos genéricos han sido aprobados por la Administración de Alimentos y Medicamentos, al cumplir con los mismos estándares de seguridad, pureza, fuerza, dosis y efectividad que el medicamento de marca.

Government-run Plan (Plan Dirigido por el Gobierno)–Un plan de salud dirigido por el gobierno, también conocido como plan público o plan de pagador único, se modela a partir de Medicare, que brinda a los individuos atención de salud a través del gobierno federal, en vez de una compañía de seguros privada.

Grandfathered Plan (Plan del Abuelo, o Plan de Primera Generación)–Los planes de salud que se encontraran en vigor el 23 de marzo de 2010, cuando se decretó la ley de reforma en salud, están exentos del cumplimiento de algunas partes de la ley de reforma en salud, siempre y cuando el plan no haga cambios significativos en su política, tales como eliminar o reducir los beneficios para tratar alguna enfermedad o padecimiento específicos, incrementar significativamente los costes compartidos, o reducir la contribución del empleador al pago anual de la póliza, entre otros. Una vez que el plan de salud haga tales cambios en su política, estará sujeto a todos los requerimientos de la reforma en salud.

Health Maintenance Organization (HMO) (Seguro Médico Global)–Un tipo de plan de salud en el que los abonados reciben toda su atención médica de una red de proveedores, generalmente bajo la dirección de un médico de atención primaria (PCP).

Hospice (Cuidado Hospicial)–Una instalación o servicio que brinda atención a los enfermos terminales y apoyo a la familia. La atención, principalmente para el tratamiento del dolor y los síntomas, puede brindarse en el hogar o en un contexto hospitalario

Individual Mandate (Mandato Individual)–En el contexto de la reforma en atención de salud, una idea que se ha discutido mucho es la del mandato individual, el cual obligaría a todos los norteamericanos a tener cobertura de seguro médico. Así, todo el mundo tendría cobertura garantizada, sin importar la edad o los padecimientos preexistentes.

Inpatient (Paciente hospitalizado)–Un individuo que recibe atención durante 24 horas o más como enfermo encamado registrado en un hospital u otra instalación, donde se le cobra por el uso de la cama y la alimentación.

Long-Term Care (Atención a Largo Plazo)–Servicios que incluyen aquellos que necesitan las personas que viven de manera independiente en la comunidad, tales como salud del hogar y atención personal, así como servicios que se brindan en contextos institucionales tales como las clínicas de reposo. La atención a largo plazo es pagada principalmente por Medicaid.

Glosario De Términos De La Reforma En Salud

Medically Necessary (Necesario Médicamente)–Procedimientos, tratamiento, suministros, equipos o servicios que se consideran apropiados para los síntomas, diagnóstico o tratamiento de un padecimiento médico, y que se brindan para el diagnóstico o atención directa y tratamiento de un padecimiento médico; cumplen con los estándares generalmente aceptados de la buena práctica médica, no solamente por la conveniencia del Miembro o del Proveedor del Miembro; y se brindan los procedimientos, tratamientos, suministros, equipos y nivel de servicio más apropiados que sea posible sin causar daños.

Outpatient Surgery (Cirugía Externa)–Procedimientos quirúrgicos que no requieren hospitalización. Tales cirugías pueden realizarse en un Hospital, en un Centro de Cirugía Ambulatoria o en la consulta de un médico.

Preventive Care (Atención Preventiva)–La atención que le brinda un médico, para promover la salud y evitar futuros problemas de salud, a un Miembro que no muestra ningún síntoma (por ejemplo, chequeos rutinarios e inmunizaciones).

Preexisting Condition (Padecimiento Preexistente)–Si alguien ha mostrado síntomas de un padecimiento médico, o ha recibido tratamiento para alguno, antes de que comience su cobertura, se le llama padecimiento preexistente. Por lo general, esta investigación se limita a un período de tiempo antes de la cobertura.

Provider Network (Red de Proveedores)–Un grupo de proveedores (tales como hospitales y médicos) que acuerdan un precio negociado con antelación por los servicios que brindan. Para tener acceso a ese precio, el paciente debe estar cubierto por un plan de salud en particular que utilice esa red.

La Información Es La Mejor Medicina

Single-payer Health Care (Sistema de Atención de Salud de Pagador Único)–En un sistema de atención de salud de este tipo, el gobierno recauda dinero, principalmente a través de impuestos, y paga todas las facturas médicas de sus ciudadanos.

Skilled Nursing Facility (SNF) (Centro de Enfermería Especializado)–Una instalación con licencia para brindar cuidados hospitalarios, incluyendo cuidados constantes.

Standard of Care (Estándar de Atención)–Un modo de tratamiento aceptado para una enfermedad o padecimiento dado.

Unisurable (No Asegurable)–En el seguro médico, los individuos que son "no asegurables" no pueden obtener cobertura (o sólo pueden obtenerla a precios más altos) debido a su historial médico. A menudo se refiere a personas que ya están gravemente enfermas cuando solicitan la cobertura.

Underinsured (Infraasegurado)–Personas que tiene seguro médico pero que se enfrentan a costos de atención de salud pagados en efectivo, o a límites en los beneficios que pueden afectar su capacidad de acceder a, o pagar por los servicios de atención de salud.

Urgent Care (Atención de Urgencia)–Servicios recibidos por un episodio de enfermedad o una lesión inesperados, que requiera tratamiento que no puede ser pospuesto, pero que no es Atención de Emergencia. Las condiciones de Atención de Urgencia incluyen, pero no se limitan a: dolor de oído, dolor de garganta, fiebre no más alta de 40ºC (104ºF). El tratamiento de un padecimiento de Atención de Urgencia no requiere el uso de una habitación de emergencia en un Hospital.

Wellness Program (Programa de Bienestar)–Un programa de administración de salud que incorpora los componentes de la prevención

Glosario De Términos De La Reforma En Salud

de enfermedades, el cuidado médico propio, y la promoción de salud. Utiliza técnicas conductuales de salud probadas que se centran en prevenir enfermedades y discapacidades que responden de manera positiva a intervenciones relacionadas con el estilo de vida.

BUENA ATENCIÓN DE SALUD: DERECHO O PRIVILEGIO

"La meta común de 22 millones de afro-norteamericanos es el respeto como seres humanos, el derecho dado por Dios a ser un ser humano. Nuestra meta común es obtener los derechos humanos que América nos ha negado. Nunca podremos tener derechos civiles en América hasta que se nos devuelvan nuestros derechos humanos. Nunca se nos reconocerá como ciudadanos allí hasta que no seamos primero reconocidos como humanos."

– Malcolm X *"Racism: the Cancer that is Destroying America"*, en Egyptian Gazette (Aug. 25 1964) –

A medida que los Estados Unidos se hunden más en un foso de desesperación durante la actual depresión económica, los afro-norteamericanos continúan estando representados de manera desproporcionada

Buena Atención De Salud: Derecho O Privilegio

entre los no asegurados, los infraasegurados, y aquellos se unen a las filas de Medicaid.

A la luz de la funesta respuesta por parte de los gobiernos Federal, Estadual y Local para encargarse de manera efectiva de las inequidades en salud, que impactan a los afro-norteamericanos, queda la interrogante evidente: ¿Es la buena salud para los afro-norteamericanos **un derecho o un privilegio**?

Aunque representan un porcentaje relativamente pequeño de la población, como grupo minoritario los afro-norteamericanos a menudo sufren un mayor porcentaje de incidencia de muchos de los principales padecimientos médicos en los Estados Unidos. ¿Por qué? Una posible respuesta a esta pregunta son las disparidades en salud. A pesar de los esfuerzos por eliminar las disparidades en salud entre los afro-norteamericanos y en la cultura mayoritaria, las disparidades en salud persisten.

El concepto de disparidades en salud se define como las diferencias en la ocurrencia, tasa de mortalidad, y la carga de padecimientos médicos que existen entre grupos poblacionales específicos en los Estados Unidos.

El estado de salud de los afro-norteamericanos es especialmente precario. Las enfermedades crónicas tienen un impacto excesivo en las poblaciones minoritarias. Considere los siguientes hechos:

- La prevalencia de la diabetes entre los afro-norteamericanos es alrededor de un 70% más alta que entre los norteamericanos blancos.
- Los índices de mortalidad infantil son más de dos veces más altos para los afro-norteamericanos que para los norteamericanos blancos.

La Información Es La Mejor Medicina

- La tasa de supervivencia de 5 años para el cáncer entre los afronorteamericanos diagnosticaos fue de un 44%, en comparación con un 59% para los norteamericanos blancos.

Para los afro-norteamericanos en los Estados Unidos, las disparidades en salud pueden significar muertes más tempranas, menor calidad de vida, pérdida de oportunidades económicas, y percepciones de injusticia. Para la sociedad, estas disparidades se traducen en una productividad menos que óptima, costos más altos de atención de salud, e inequidad social.

Sostenemos que estas verdades son evidentes por sí mismas...
¿Evidentes para quién?
¿Dónde se equivocó Estados Unidos? ¿O tuvo alguna vez razón?
Como haríamos para resolver cualquier acertijo, es necesario volver al principio.

Sin regodearnos en los horrores de esa "institución" llamada esclavitud, las disparidades en salud de los afro-norteamericanos tienen sus raíces en la manera en que las autoridades médicas adoptaron una visión inferior de quiénes éramos como seres humanos.

Benjamin Rush, un prominente doctor de Filadelfia, signatario de la Declaración de Independencia, Decano de la Facultad de Medicina de la Universidad de Pensilvania (y llamado el "Padre de la Psiquiatría Norteamericana"), refirió que los "Negros" sufrían de una enfermedad llamada **Negritud**, que se pensaba fuera una forma leve de lepra. La única cura para este trastorno era volverse blanco. En 1851, el Dr. Samuel Cartwright, un prominente médico de Louisiana y una de las principales autoridades de su tiempo en la atención médica a los "Negros", identificó dos trastornos mentales típicos de los esclavos. ***Drapetomía***,

Buena Atención De Salud: Derecho O Privilegio

o la enfermedad que causaba que los Negros se escaparan, y consideraba, sin embargo, que la cura, la *Libertad*, eliminaba todas las restricciones higiénicas, y que ya no obedecían las leyes de la salud, y se entregaban a todo tipo de excesos y vicios, llevaban vidas irregulares, y mostraban poco o ningún control sobre los apetitos y pasiones. "Resumiendo, estaba convencido de que la libertad nos volvía locos."

Aparentemente, ninguno tuvo en cuenta la pobreza, la alteración de la familia y los lazos de parentesco, el racismo y la discriminación como factores en las altas tasas de locura. Incluso en 1960, varios científicos sociales prominentes llegaron a sugerir que la violencia urbana, que muchos afro-norteamericanos perciben como una reacción a la opresión, la pobreza y la violencia económica y física patrocinada por el Estado contra nosotros, se debía en realidad a una "disfunción cerebral", y recomendaron el uso de psicocirugía para prevenir brotes de violencia.

Una disparidad es una desigualdad – Sin pero que valga.

La atención de salud no debería distinguir entre razas, etnicidades, estatus socioeconómico o localización geográfica. Es importante comprender que las diferencias de raza y etnicidad (entre otras cosas) existirán siempre; sin embargo, está mal que estas diferencias provoquen desigualdades en la atención de salud.

Las escuelas de medicina hacen un muy buen trabajo enseñando los diagnósticos y tratamientos de las enfermedades clínicas, pero no preparan a los futuros médicos para incorporar los factores psicosociales y culturales, ni para sobreponerse a los prejuicios personales en la atención a los pacientes. Es razonable asumir que la mayoría de los proveedores de atención de salud consideran que el prejuicio es una falla moral, y que es contrario a sus valores profesionales, pero los proveedores de atención de

La Información Es La Mejor Medicina

salud, como otros miembros de sociedades, pueden no reconocer manifestaciones de prejuicios en su propio comportamiento.

Aproximadamente el 12.6% de la población de Estados Unidos – <u>38 millones de personas</u> – se identifican como afro-norteamericanos. La diversidad de la población afro-norteamericana está aumentando, a medida que llegan inmigrantes de los países africanos y del Caribe. Cerca del 25% de los afro-norteamericanos no tienen seguro médico, en comparación con el 16% de la población de Estados Unidos. Las tasas de cobertura de atención de salud pagada por el empleador son sólo un poco más del 50% para los empleados afro-norteamericanos, en comparación con más del 70% de los empleados blancos no hispánicos. Medicaid cubre a cerca del 21% de los afro-norteamericanos.

Cuando los afro-norteamericanos son pobres y están enfermos, son tan esclavos como lo serían por ley. No se benefician de los mejores resultados en salud, a pesar de los miles de millones de dólares que se gastan en salud.

UN MANUAL PARA MEDICAID

La semana pasada, durante mi visita al barbero, tuve mi habitual discusión sobre atención de salud. Esta vez fue con un joven que puso en evidencia cuán desinformados y equivocados están muchos sobre el tema de Medicaid. Así que, pensé, qué mejor motivación para dedicarle una columna a este tema.

El programa, conocido como Medicaid, se convirtió en ley en 1965 como una empresa comercial cooperativa con financiamiento conjunto entre los gobiernos Federal y Estaduales para ayudar a los estados a proveer atención médica adecuada para personas necesitadas que fueran elegibles. Medicaid es el mayor programa proveedor de servicios médicos y de salud para las personas más pobres de Estados Unidos.

Medicaid es un seguro médico que ayuda a que muchas personas que no pueden costear la atención médica paguen algunas o todas sus facturas médicas. Medicaid es un programa de seguro de atención de salud

La Información Es La Mejor Medicina

y atención a largo plazo, establecido en 1965, año en el que también se creó Medicare.

Una buena salud es importante para todos. Si usted no puede costear la atención médica ahora mismo, Medicaid puede hacer posible que usted tenga la atención que necesita para que pueda curarse y mantenerse saludable.

Medicaid está disponible sólo para las personas de ingresos limitados. Hay que cumplir con ciertos requisitos para ser elegible para Medicaid. Medicaid no le paga dinero, sino que envía los pagos directamente a sus proveedores de atención de salud.

El Programa HealthChoices es uno de los programas obligatorios de atención dirigida para los que reciben Asistencia Médica.

Nuestro sistema de atención de salud se creó, en realidad, por accidente durante la Segunda Guerra Mundial. Como los salarios estaban congelados, los empleadores atraían a los empleados con beneficios tales como el seguro médico. Como resultado, el seguro pagado por el empleador se convirtió en la base del sistema de atención de salud de Estados Unidos. El triste resultado de este accidente histórico, visible hoy, es que existen 40 millones de norteamericanos sin acceso a la atención básica.

Ligar los beneficios de atención de salud a los empleadores tuvo algún sentido, en tiempos de la Segunda Revolución Industrial, cuando la mayor parte de los trabajadores aspiraban a trabajos vitalicios en una sola compañía. Pero ahora que la duración media de los empleos en Estados Unidos es sólo de 3 a 5 años, ya no lo tiene. Reemplazar este vínculo anticuado entre los empleadores y el seguro médico con un nuevo sistema pagado por el ciudadano podría hacer que los beneficios básicos de salud fueran universales y completamente portables, tanto de un trabajo a otro, como durante períodos de desempleo.

Inicialmente, Medicaid fue concebido como una extensión de atención médica de los programas con financiamiento federal que bridaban asistencia en efectivo a los pobres, con énfasis en los niños dependientes y sus madres, los discapacitados, y los ancianos. Sin embargo, con el paso de los años, la elegibilidad de Medicaid se ha expandido más allá de sus vínculos originales con la elegibilidad para programas de efectivo. A finales de los años 80, las leyes le aseguraron cobertura de Medicaid a un número mayor de mujeres embarazadas de bajos ingresos, niños pobres, y a algunos beneficiaros de Medicare no elegibles para ningún programa de asistencia en efectivo. Los cambios legislativos se centraron también en un mayor acceso, una mayor calidad de la atención, beneficios específicos, mejores programas comunitarios y servicios menos limitados.

En muchos años desde su creación, Medicaid ha experimentado un crecimiento muy rápido en los gastos. Este rápido crecimiento se ha debido principalmente a los factores siguientes:

- El aumento en tamaño de las poblaciones cubiertas por Medicaid como resultado de mandatos federales, crecimiento poblacional, y la anterior recesión económica. En años recientes, la tasa de inscripción en Medicaid ha disminuido un poco.
- La expansión de la cobertura y utilización de los servicios.
- El incremento en número de las personas muy ancianas y discapacitadas que requieren atención extensiva aguda y/o a largo plazo, y diferentes servicios relacionados.
- Los resultados de los avances tecnológicos para mantener vivos

La Información Es La Mejor Medicina

a un número mayor de niños nacidos con muy bajo peso y otras personas gravemente enfermas o con lesiones serias que necesitan atención extensiva constante y muy costosa.
- El aumento en los precios de los medicamentos y la disponibilidad de nuevos medicamentos caros.
- Una buena salud es importante para todos. Si usted no puede costear la atención médica ahora mismo, Medicaid puede hacer posible que usted tenga la atención que necesita para que pueda curarse y mantenerse saludable.

Medicaid funciona como un programa de pago al vendedor. Los estados pueden pagar directamente a los proveedores de atención de salud teniendo como base la tarifa por servicio, o pueden pagar los servicios de Medicaid a través de distintos arreglos de prepago, tales como el Seguro Médico Global (HMO). Dentro de los límites superiores y restricciones específicas impuestos por el Gobierno Federal, cada Estado goza de una libertad casi total para determinar la metodología de pago y las tasas de pago por los servicios. Generalmente, las tasas de pago deben bastar para enrolar suficientes proveedores como para hacer disponibles los servicios cubiertos, al menos en la medida en que la atención y los servicios comparables están disponibles a la población general en la misma área geográfica. Los proveedores que participan en Medicaid deben aceptar las tasas de pago de Medicaid como pago completo. Los Estados deben efectuar pagos adicionales a hospitales cualificados que brindan servicios hospitalarios a un número desproporcionado de beneficiarios de Medicaid y/o a otras personas de bajos ingresos o no aseguradas, bajo lo que se conoce como el ajuste "hospital de cuota desproporcionada" (DSH).

Un Manual Para Medicaid

Los cambios en el programa de Medicaid bajo la Reforma en Salud, el Decreto de Protección al Paciente y Asequibilidad de la Atención (PPACA) expandieron significativamente la cobertura de Medicaid para los adultos.

Los defensores necesitan tener en cuenta que generalmente los estados siguen algunas reglas básicas para reducir los gastos de Medicaid:

1. Reducir o eliminar el personal, y suspender los viajes y los nuevos contratos.
2. Reducir las tasas de reembolso al proveedor.
3. Aumentar o comenzar copagos y disminuir la cantidad, duración y alcance de los beneficios opcionales.
4. Suspender servicios opcionales como los de atención a la visión, dental, quiropráctica y podiátrica.
5. Hacer más estrictos los criterios de elegibilidad y los límites.

Cuando los defensores conocen las estrategias básicas e investigan sobre cómo su estado respondió en el pasado, tienen entonces que darse cuenta que oponerse a una reducción de Medicaid puede tener como resultado la reducción no deseada de otro beneficio de Medicaid.

Los defensores deberían sopesar los pros y los contras de aumentar los ingresos para reinstaurar los costos de Medicaid. Tiene sentido aumentar el impuesto sobre los cigarrillos para apoyar los servicios de salud y humanos, en lugar de reducir la atención de salud. También es lógico manifestarse en favor de gastar los fondos de emergencia o los excedentes en lugar de recortar los beneficios de Medicaid y perder los fondos federales de igualación.

A los beneficiarios de Medicaid en Pensilvania podría hacérseles difícil recibir atención el año próximo debido a las desgracias fiscales del estado, según ejecutivos del plan de salud en todo el estado.

La Asistencia Médica es la versión, en Pensilvania, del programa estadual/federal de Medicaid, que brinda seguro médico a los pobres y discapacitados. Desde 2009, el 36% de los habitantes de Pensilvania se encuentran en el límite, o por debajo del límite de pobreza. ¡Esto significa que casi 4 de cada 10 personas en Pensilvania son elegibles para Medicaid!

Con la Reforma en Salud aprobada recientemente, por primera vez, los adultos solteros que no son discapacitados, que no son ancianos, tendrán garantizado el acceso al programa de Medicaid si sus ingresos se encuentran por debajo de cierto nivel. Esto es un cambio fundamental en la manera en que este país ha abordado el programa de Medicaid.

De muchas maneras, el destino de la reforma en salud depende del destino de Medicaid.

LA "EQUIDAD" EN LA REFORMA EN SALUD

El sistema de salud de los Estados Unidos es el más caro del mundo, pero los análisis comparativos muestran de manera consistente que Estados Unidos tiene un rendimiento inferior en relación con otros países, en la mayoría de las dimensiones del rendimiento. La mayor parte de los residentes de los Estados Unidos quieren una sociedad en la que todas las personas vivan saludables y mucho tiempo; sin embargo, esta visión aún no se ha hecho realidad completamente, incluso con la reciente ley de Reforma en Salud.

A pesar de que la Organización de Naciones Unidas declaró el 2011 "Año Internacional de las Personas con Ascendencia Africana", los afronorteamericanos continúan experimentando inequidad y disparidades en la atención de salud.

De acuerdo con el sitio web de la Organización, "el Año tiene como objetivo el fortalecimiento de las acciones nacionales y regionales y la cooperación internacional en beneficio de las personas de ascendencia africana, en relación con el pleno disfrute de sus derechos económicos, culturales, sociales, civiles y políticos, su participación e integración en todos los aspectos políticos, económicos, sociales y culturales de la sociedad, y la promoción de un mayor conocimiento de, y el respeto por su patrimonio y cultura diversos."

La equidad en salud es el derecho de todos los miembros de la sociedad a lograr la mejor salud posible y a que su salud no se vea afectada por políticas o condiciones evitables e injustas dentro del sistema en el que viven. Sin embargo, no todo el mundo tiene voz – en especial los grupos menos representados, aquellos socioeconómicamente desfavorecidos o que han sido víctimas de injusticias históricas. La distribución inequitativa de los recursos sociales, económicos y de salud, y el acceso a éstos, puede afectar la actitud, el comportamiento y los resultados en salud de un grupo.

Las circunstancias socioeconómicas de las personas, y los lugares donde viven y trabajan, tienen una fuerte influencia sobre su salud. En los Estados Unidos, como en todas partes, el riesgo de mortalidad, morbilidad, comportamientos poco saludables, acceso reducido a la atención de salud, y baja calidad de la atención, aumentan a medida que empeoran las circunstancias socioeconómicas.

La equidad en salud se ha logrado cuando cada persona tiene la oportunidad de "alcanzar todo su potencial de salud" y nadie está "en desventaja para alcanzar este potencial debido a su posición social u otras circunstancias socialmente determinadas". Las inequidades en salud se reflejan en las diferencias en la duración de vida, calidad de vida, tasas de enfermedad, discapacidad y muerte, severidad de las enfermedades, y el acceso al tratamiento.

La "Equidad" En La Reforma En Salud

Los determinantes sociales de salud son los factores clave en la brecha entre los estatus de salud de negros y blancos. Los determinantes sociales de salud son las fuerzas sociales, económicas y políticas bajo las cuales viven las personas y que afectan su salud. Los determinantes sociales incluyen la riqueza/ingresos, la educación, el entorno físico, la atención de salud, la vivienda, el empleo, el estrés y el racismo/discriminación. De hecho, para los negros el racismo es un factor clave. Incluso cuando el factor económico está bajo control, los negros tienen una salud más pobre. O sea, los negros de clase media tienen una salud más pobre que los blancos de clase media. De hecho, los blancos de clase media viven hasta 10 años más que los negros de clase media. El estrés de vivir en una sociedad racializada y discriminadora es responsable por estas disparidades raciales en salud.

El mayor impedimento para evitar que aumenten los costos, que debe ser supuestamente objeto de la reforma en salud, es el incremento descontrolado de las enfermedades crónicas tales como la diabetes o el asma, y los padecimientos relacionados tales como la obesidad. Nosotros, como nación, debemos prestarle a las enfermedades crónicas la atención que merecen.

Las enfermedades crónicas se caracterizan por ser a menudo permanentes, rara vez se curan, y necesitan atención a largo plazo. Casi uno de cada dos norteamericanos (133 millones) sufre de un padecimiento médico crónico de algún tipo. Las principales enfermedades crónicas en los países desarrollados incluyen la artritis, las enfermedades cardiovasculares, tales como el infarto cardíaco y el accidente cerebrovascular, el cáncer, tales como cáncer de colon o de mama, la diabetes, la epilepsia y las convulsiones, la obesidad y los problemas de salud bucal.

La Información Es La Mejor Medicina

La verdadera tragedia es que muchas de las 1.7 millones de muertes anuales entre los norteamericanos, provocadas por enfermedades crónicas, son en su mayor parte prevenibles. Las enfermedades crónicas constituyen una enorme carga financiera y social para los Estados Unidos.

Según el Centro para el Control y Prevención de Enfermedades (CDC), las enfermedades crónicas hoy en día representan el 70% de las muertes de norteamericanos y el 75% de los costos de atención de salud anuales en este país. A menos que tomemos medidas para lidiar de manera efectiva con las enfermedades crónicas, nuestra nación está destinada a una seria crisis financiera y de calidad de vida. Entre los factores que contribuirían a esta crisis se encuentran el envejecimiento de la población, el aumento de la obesidad, en especial entre los adolescentes, y la tragedia de la adicción al tabaco.

Éstos representan el 75% de los $2.2 trillones que se gastaron en atención de salud en los Estados Unidos en 2007 – y son la principal causa del aumento de los costos. En los programas pagados por los contribuyentes, tales como Medicare y Medicaid, las proporciones son aún mayores: 96% y 83%, respectivamente.

En 1900, las tres primeras causas de muerte en los Estados Unidos eran la neumonía/influenza, la tuberculosis y la diarrea. Las enfermedades contagiosas representaban el 60% de todas las muertes. En 1900, las enfermedades cardíacas y el cáncer ocupaban el cuarto y el octavo lugar respectivamente. Desde los años 40, la mayoría de las muertes en Estados Unidos han sido resultado de enfermedades cardíacas, cáncer, y otras enfermedades degenerativas. Y, para finales de los años 90, las enfermedades degenerativas representaban más del 60% de las muertes.

La evidencia científica sugiere que es posible evitar y controlar las

La "Equidad" En La Reforma En Salud

enfermedades crónicas manteniendo un estilo de vida saludable. Algunos importantes factores de riesgo que han demostrado contribuir a las enfermedades crónicas son las dietas poco saludables, la falta de actividad física, y el hábito de fumar.

Tomar medidas para reducir los factores de riesgo a lo largo de la vida puede tener un impacto enorme en el control de las enfermedades crónicas. Por ejemplo, el 80% de los casos de enfermedad cardíaca coronaria, el 90% de los casos de diabetes tipo 2, y cerca de un tercio de los casos de cáncer podrían haberse evitado eliminando ciertos factores de riesgo.

Existen cuatro factores en el estilo de vida que pueden ayudar a evitar y controlar las enfermedades crónicas más comunes y mortales. Estos factores son: no fumar, mantener un peso saludable, hacer ejercicios con regularidad y seguir una dieta saludable.

Los factores socio-económicos y ambientales que influyen en los resultados de salud incluyen:

- Educación
- Empleo
- Estructura familiar
- Vivienda y entorno del hogar
- Historia
- Infraestructura de la comunidad

El Centro para el Control y Prevención de Enfermedades (CDC) ha identificado los siguientes comportamientos que ponen a las personas en riesgo de enfermedades crónicas y muerte prematura:

- Hábito de fumar, y otros usos del tabaco

La Información Es La Mejor Medicina

- Dietas altas en grasa y bajas en fibra
- Inactividad física
- Falta de servicios de salud preventivos (monitoreo de cáncer, revisiones de colesterol, revisiones de presión arterial)

Debido al aumento de la carga de enfermedades crónicas, Estados Unidos enfrenta una posible crisis financiera y de atención de salud de proporciones incomparables. Y aunque los costos humanos son enormes, el costo económico es también grande. El costo del tratamiento de estos padecimientos –sin tener en cuenta todos los problemas secundarios de salud que producen– fue de $227 miles de millones en 2003, y continúa aumentando. Estos padecimientos también reducen la productividad en el trabajo, ya que a menudo los empleados enfermos y las personas que los cuidan se ven obligados a faltar al trabajo (ausentismo), o van a trabajar, pero con un bajo rendimiento. El impacto que tienen estos días de trabajo perdidos y la baja productividad de los empleados tuvo como resultado una pérdida económica anual en los Estados Unidos de más de $1 trillón en 2003. La prevención de las enfermedades crónicas es un método beneficioso para reducir los costos de los servicios de atención de salud. Por ejemplo, cada dólar que se gasta en los programas escolares de educación sobre el tabaco, las drogas, el alcohol y la sexualidad ahora hasta $14 en los costos de atención de salud.

Nos atañe entonces, a pesar de lo que han llamado "Reforma en Salud", unirnos al esfuerzo de asegurar que los líderes políticos de nuestra nación y los ciudadanos a los que representan comprendan mejor la enorme carga de las enfermedades crónicas en los esfuerzos positivos que

La "Equidad" En La Reforma En Salud

es necesario encausar para reducir esta carga. Nuestra nación, nuestras comunidades y nuestras familias no merecen menos.

ENSAYOS CLÍNICOS

Los ensayos clínicos son una parte vital y necesaria del sistema de investigación médica de Estados Unidos. Han demostrado ser el mejor mecanismo para probar medicamentos potenciales y para separar los que funcionan de los que no son efectivos, o son potencialmente dañinos.

Generalmente, un nuevo compuesto demora de 12 a 15 años en ser aprobado como medicamento en los Estados Unidos. Como promedio, a una compañía farmacéutica le cuesta $800 millones desarrollar un nuevo medicamento. Típicamente, una compañía farmacéutica sólo recupera los costos de desarrollo de tres de cada diez medicamentos.

Antes de 1938, los fabricantes podían comercializar un medicamento sin presentar ninguna información a la FDA o ninguna otra agencia. El Decreto Federal de Alimentos, Medicamentos y Cosméticos (FD&C Act) de 1938 se aprobó cuando más 100 niños murieron por haber tomado un medicamento a base de sulfa que no había sido probado en seres humanos.

Uno de los sucesos más importantes que llevaron ante el público el tema de los ensayos clínicos fue la revelación del Estudio sobre Sífilis de

Ensayos Clínicos

Tuskegee. El Servicio de Salud Pública de los Estados Unidos realizó el estudio. El estudio Tuskegee comenzó en 1932 y continuó hasta 1972, cuando le fue revelado al público. El propósito de este estudio fue examinar los efectos a largo plazo de la sífilis. Los sujetos del estudio fueron 400 hombres afro-norteamericanos, principalmente parceleros pobres. Todos estos hombres tenían sífilis, pero no lo sabían. Tampoco conocían la verdadera naturaleza del estudio. El aspecto más horrendo del experimento fue que, en los años 50, se demostró que la penicilina era efectiva para curar la sífilis. Los investigadores no trataron la sífilis e incluso les prohibieron a otros doctores que atendieron a los participantes que trataran la sífilis. Alrededor de cien de estos hombres murieron por complicaciones provocadas por la sífilis sin tratamiento. El estudio se reveló en 1972, en un artículo de prensa que conmocionó al país y provocó que el proyecto fuera cancelado. No fue sino hasta 1997 que el Presidente Clinton se disculpó formalmente por el estudio.

Muchos de los primeros avances en medicina se hicieron a expensas de muchos grupos marginales, tales como internos de asilos y prisioneros. Estos sujetos de prueba se involucraron en estos ensayos clínicos sin que se les informara, o incluso sin que se les preguntara.

El consentimiento informado es una de las "redes de seguridad" más importantes en los ensayos clínicos. Los doctores están obligados a asegurarse que el paciente comprende los riesgos y beneficios de cualquier procedimiento médico. El requisito de consentimiento informado protege a muchos grupos marginales de ser forzados a participar en estudios médicos sin comprender los riesgos que corren. Los avances médicos no deberían requerir que las personas sacrificaran su salud y sus derechos por

La Información Es La Mejor Medicina

el bien de todos. El consentimiento informado es un instrumento clave para proteger estos derechos.

Al comienzo de un ensayo clínico de cuatro "fases", los fabricantes de concentran a la tolerabilidad de un nuevo medicamento. Estos estudios en la Fase I se realizan, por lo general, en grupos pequeños (20-100) de voluntarios saludables. El objetivo de los estudios en la Fase II, que incluye de 100 a 500 pacientes, es determinar si el nuevo medicamento es efectivo contra la enfermedad para la que se concibió, y cuáles son sus posibles efectos secundarios. Los estudios en la Fase II también sirven para determinar el rango de las dosis, o sea las dosis más altas tolerables y las más bajas efectivas, para los subsiguientes estudios a gran escala en la Fase III.

Para esto, se divide a los pacientes en dos grupos para estudiarlos. Un grupo (el grupo del medicamento) recibe el medicamento en prueba, mientras que el otro (el grupo de control) recibe un medicamento estándar o un placebo (grupo del placebo). Un placebo es una pastilla, píldora, cápsula o solución falsa, idéntica en color y sabor al medicamento en prueba, pero que no contiene ningún ingrediente activo.

Por razones éticas, en los casos de enfermedades severas y letales como el cáncer o el SIDA, ambos grupos continúan tomando su medicación estándar además del nuevo medicamento o el placebo.

La mayoría de los ensayos clínicos se basan en un diseño "ciego", o sea que los pacientes desconocen a cuál grupo han sido asignados. Además, en muchos casos ni los pacientes ni los fabricantes saben quién está recibiendo el medicamento en prueba. Tales ensayos se conocen como estudios doble ciego.

Los estudios en la Fase III se realizan en grupos grandes de pacientes

Ensayos Clínicos

(de 1,000 a 5,000), para los cuales se concibió el medicamento en última instancia. Los criterios de inclusión que determinan qué pacientes pueden entrar en el estudio son a menudo menos estrictos que en la Fase II. Los pacientes, que difieren en términos de género, edad, origen étnico, estilo de vida, dieta y estado de salud, son seleccionados de manera aleatoria.

Para reclutar el gran número de pacientes voluntarios que son necesarios, los estudios suelen organizarse en varios hospitales y prácticas médicas.

Una vez que se concede la aprobación de las autoridades reguladoras, se le permite a la compañía farmacéutica la comercialización del medicamento. Sin embargo, el fabricante aún tiene que presentar a las autoridades reguladoras una serie de informes programados con precisión (Fase IV) para documentar efectos secundarios muy raros del medicamento que ocurren en, digamos, solamente 1 de cada 20,000 casos y que pueden, por tanto, escapar la atención incluso durante los estudios en la Fase III.

Por beneficiosos que sean los ensayos clínicos, existen preocupaciones. Como en todo, hay que "seguir el dinero".

Como los costos exceden los 500 millones de dólares, y la recuperación de la inversión demora hasta diez años, hay mucho en juego. Las corporaciones privadas, no el gobierno, han sido los mayores patrocinadores de la investigación farmacéutica en los Estados Unidos en los últimos veinte años.

Aunque los doctores tienen derecho a recibir una remuneración razonable por el trabajo que realizan, una remuneración inapropiada eleva las posibilidades de:

- Erosión en el consentimiento informado del paciente

La Información Es La Mejor Medicina

- Enlistamiento de sujetos no elegibles o en los márgenes de la elegibilidad
- Un entorno de enlistamiento coercitivo; por ejemplo, los pacientes acceden a ser sujetos sólo por miedo a perder a la persona que los cuida si dicen que no.
- Los doctores, bajo presión de aumentar sus ingresos, se inclinan a conducir investigaciones para las que no están cualificados.

No se sienta nunca presionado a formar parte de un ensayo clínico. Si sus preguntas no reciben respuestas completas por parte de la enfermera o el doctor investigador desde el principio, discuta los beneficios y los riesgos de participar con su médico de familia antes de firmar un formulario de consentimiento. Si tiene alguna preocupación durante el ensayo, póngase en contacto con el clínico a cargo o con el jefe del Comité Ético de la institución que aprobó el ensayo. (Alguien debe haberle dado el número de teléfono del Comité.) Si la aprobación ética fue dada por una compañía con fines lucrativos, pídale consejo a su médico de familia sobre si es aconsejable permanecer en el ensayo. Puede retirarse del estudio en cualquier momento y por cualquier razón. Si tiene planeado dejar de participar, puede comunicarle al equipo investigativo por qué abandona el estudio, aunque no está obligado a explicarle a nadie su decisión de retirarse.

He aquí algunas preguntas a tener presentes sobre los ensayos clínicos: ¿Ofrecen esperanzas vanas? ¿Hay suficientes participantes? ¿Es mejor o peor que un estudio esté financiado por una gran compañía farmacéutica? No creo que se haya escrito mucho sobre este tema, pero ya era hora de que comenzáramos a hablar... y a pensar.

LA EDAD SOLAMENTE ES UN NÚMERO

Vivimos en un mundo obsesionado con lucir jóvenes y bellos. Frente a la pérdida de la juventud, muchos sentimos un miedo, una soledad y un pesar profundos – lo que nos lleva a la deprimente idea que ya dejamos atrás los mejores años de nuestra vida.

Envejecer es algo que hacemos todos, pero de lo que comprendemos muy poco. Podríamos hacer una lista de las cosas que cambian con la edad (pérdida de memoria, arrugas, pérdida muscular, problemas de equilibrio, etc.) pero nadie comprende de verdad qué es el envejecimiento, por qué ocurre y como detenerlo.

La mayoría de las personas tienen miedo, y de hecho pánico, de la vejez porque creen que el envejecimiento se caracteriza por una pérdida progresiva de funciones corporales esenciales que han aprendido a dar por sentado con el paso de los años; por ejemplo, pérdida de visión, audición, dientes, memoria, inteligencia, impulso sexual, fuera muscular y vigor. Sin embargo, es necesario enfatizar que es posible envejecer de

La Información Es La Mejor Medicina

manera saludable. Recuerde que la vejez no significa necesariamente un deterioro progresivo o una susceptibilidad a una plétora de afecciones.

Afortunadamente, el envejecimiento no tiene por qué ser una cuesta abajo, y adquirir conocimientos adecuados sobre los patrones corporales que cambian con el tiempo puede ayudar a envejecer de manera saludable. Las personas mayores tienen reputación de ser más maduros, experimentados y prudentes. Aunque no nos hagamos más sabios con la edad, de seguro nos volveremos hipermétropes.

La hipermetropía (presbiopía), un ejemplo de envejecimiento, es un cambio en la visión que constituye una parte normal del envejecimiento. Es producida por un endurecimiento gradual de los lentes de los ojos, lo cual deteriora nuestra capacidad de ver de cerca. Un optometrista puede recomendar gafas de leer sin receta, o recetar bifocales.

El envejecimiento no es más que el desgaste natural de las partes componentes del cuerpo. Es inevitable, e infinitamente intrigante. Aunque muchos cambios relacionados con la edad no pueden evitarse, un estilo de vida que incluya ejercicios y una dieta bien balanceada ralentizará o minimizará muchos problemas relacionados con la edad.

A medida que envejecemos, los órganos de nuestro cuerpo y otros sistemas sufren cambios. Estos cambios alteran nuestra susceptibilidad a varias enfermedades. Los investigadores sólo están comenzando a comprender los procesos que causan cambios con el tiempo en los sistemas de nuestro cuerpo. Comprender estos procesos es importante porque muchos de los efectos del envejecimiento se hacen evidentes por primera vez en los sistemas de nuestro cuerpo. He aquí un breve resumen de cómo envejecen algunos sistemas:

La Edad Solamente Es Un Número

- **Envejecimiento del Corazón**: el músculo cardíaco se hace más grueso con la edad como respuesta al engrosamiento de las arterias. Este corazón más grueso tiene una tasa de bombeo máxima más baja.
- **Envejecimiento del Sistema Inmune**: las células T demoran más en reabastecerse en las personas mayores y disminuye su capacidad de función.
- **El Envejecimiento y las Arterias**: las arterias suelen endurecerse con la edad, haciendo que sea más difícil para el corazón bombear la sangre a través de ellas.
- **Envejecimiento de los Pulmones**: la capacidad máxima de los pulmones puede disminuir hasta un 40% entre los 20 y los 70 años.
- **Envejecimiento del Cerebro**: a medida que el cerebro envejece, algunas de las conexiones entre las neuronas parecen reducirse o hacerse menos eficientes. Esto todavía no se comprende bien.
- **Envejecimiento de los Riñones**: los riñones se vuelven menos eficientes en el tratamiento de los desechos del cuerpo.
- **Envejecimiento de la Vejiga**: la capacidad total de la vejiga disminuye y los tejidos pueden atrofiarse, provocando incontinencia.
- **El Envejecimiento y la Grasa Corporal**: la grasa corporal aumenta hasta la mediana edad y luego el peso suele disminuir. La grasa corporal también se mueve hacia partes más profundas del cuerpo a medida que envejecemos.
- **Envejecimiento Muscular**: el tono muscular ha disminuido cerca de un 22% a los 70 años, aunque el ejercicio físico puede ralentizar esta disminución.

La Información Es La Mejor Medicina

- **Envejecimiento de los Huesos**: A partir de los 35 años, los huesos comienzan a perder densidad. Caminar, correr y el entrenamiento de la resistencia pueden ralentizar este proceso.
- **El Envejecimiento y la Vista**: A partir de los 40 años, pueden presentarse dificultades para ver detalles de cerca.
- **El Envejecimiento y la Audición**: A medida que envejecemos, disminuye la capacidad de oír las frecuencias altas.

Mantenerse activo es una magnífica manera de evitar los efectos negativos del envejecimiento, porque ayuda al cuerpo a mantenerse, mejorar e incluso repararse. La actividad física aumenta la flexibilidad, disminuye la presión arterial, fortalece los huesos, ralentiza el proceso de la osteoporosis y promueve la pérdida de peso. Un aspecto digno de mención de mantenerse en forma es que nunca es demasiado tarde para comenzar. De quince a 30 minutos de ejercicio, con calentamiento y enfriamiento, tres o cuatro veces a la semana, sería ideal. Recuerde comenzar despacio, haciendo ejercicios alrededor de 5 a 10 minutos dos veces a la semana, y aumente gradualmente el nivel de actividad. Escoja una actividad que disfrute, y trate de que un amigo lo acompañe. La marcha rápida, nadar y el yoga son sólo algunas de las opciones. Antes de comenzar su régimen habitual de ejercicios, por favor, consulte a su médico sobre posibles complicaciones o riesgos.

Nunca piense que la edad es algo más que un número. Hay algunas cosas en la vida sobre las que no tenemos ningún control, tales como cuándo nacemos. La edad no es más que un detalle circunstancial, como el color de los ojos, o los nombres de los padres; **no** define quién usted es. Envejecer es inevitable, hacerse viejo es prevenible. En otras palabras, uno nunca es demasiado joven para ser viejo o incluso morir, pero uno nunca tiene tanta edad como para ser un viejo.

La enfermedad y el envejecimiento no tienen por qué ir de la mano. Si usted cuida bien de su cuerpo en la "mañana", éste cuidará bien de usted en el "atardecer" de su vida.

No se dé por vencido. Aunque esté seguro de que no ha cuidado muy bien del cuerpo que le fue dado, no es demasiado tarde para arreglar algunas cosas, según los expertos médicos. Hable con un nutricionista – le fascinará lo simple que resulta hacer pequeños cambios con grandes resultados. Comience a moverse más – hacer ejercicios puede ser divertido. Cuente todas las actividades cotidianas como ejercicios. La limpieza enérgica del hogar, subir y bajar escaleras, nadar, todo cuenta. Ya ha escuchado el consejo más reciente – parquee el auto más lejos de la tienda. Use las escaleras, no el ascensor. Levántese del sofá o la computadora a cada una hora y haga algo activo.

Construya una buena relación con un doctor de confianza y véalo con regularidad. Hable con él las cosas que le preocupen. Manténgase atento a su compañero o esposo y pídale que también monitoree visualmente la salud de usted.

Lea mucho – manténgase al día en las informaciones de salud más recientes y tome las medidas que considere viables o racionales para su situación. Usted vive en una época excelente –los medicamentos, las terapias, la ciencia y la investigación elevan la esperanza de vida casi a diario. Haga lo que le corresponde y aproveche al máximo lo que tenga.

Nunca es demasiado tarde para adoptar un estilo de vida saludable. No puede detener el proceso de envejecimiento, pero sí puede minimizar su impacto tomando decisiones saludables sobre su estilo de vida.

CUIDAR A UN SER AMADO

Un tema que cada vez nos preocupa más es encontrarnos de repente en el papel de Cuidador, sin la menor idea de cómo funcionar de la mejor manera. Aunque la responsabilidad primaria de la atención médica descansa entre el médico y el paciente, usted puede encontrarse asistiendo con los medicamentos, y ayudando al paciente a comprender su atención médica.

Si se encuentra en dificultades para pagar los medicamentos, y no puede comprar los recetados, hágalo saber a su doctor antes de salir de la consulta.

Pregunte al doctor cuál es el nombre del medicamento. ¿Es de marca? ¿Es genérico? ¿Para qué es el medicamento? ¿Qué síntomas tratará? ¿Debe estar alerta ante algún efecto secundario? ¿Se deben tomar los medicamentos con comidas? ¿Existen comidas, actividades u otros medicamentos que deberían ser evitados? ¿Qué debe hacerse si se le olvida tomar una dosis?

Se recomienda que todos los individuos usen **una sola farmacia** para que el farmacéutico profesional pueda ayudarlo en la gestión de los medicamentos.

Mantenga el medicamento en su envase original.

Conozca lo que está tomando. Muchos medicamentos similares tienen nombres de marca o genéricos diferentes.

Asegúrese de que su médico conozca **TODOS** los medicamentos que usted utiliza. Esto incluye los medicamentos que no son por receta, vitaminas, minerales y medicina verde.

A menuda que la memoria de uno se desvanece, el reto del cuidado comienza. Es importante recordar entonces que las personas no consisten solamente de su memoria. Tienen sentimientos, voluntad, sensibilidad y un ser moral. Las enfermedades que causan pérdida de memoria, incluyendo el Alzheimer y otras como las demencias, el Parkinson y los accidentes cerebrovasculares, tienen una variedad de síntomas que pueden sobrecoger a los cuidadores en la familia.

Si el individuo no se siente bien, siente dolor, tiene catarro, está teniendo una reacción a los medicamentos, o una infección, usted probablemente verá que repentinamente comienza un grupo de comportamientos problemáticos y confusión que no desaparece con el resto de los síntomas. Si esto ocurre, y el individuo no mejora en una hora, se queja de dolores, falta de aire, tiene sangramientos o vómitos, entonces necesita ver a un médico lo más pronto posible.

Algunos problemas comunes a considerar:

- ¿El individuo ha estado bebiendo al menos dos litros de agua diarios?
- ¿Orina frecuentemente?

La Información Es La Mejor Medicina

- ¿La orina tiene un olor fuerte? Las infecciones del tracto urinario son una causa muy común de agitación.
- ¿La persona padece de artritis u otra enfermedad dolorosa?
- ¿La persona pasa todo el día de pie?
- ¿La persona se «abraza» o protege una parte de su cuerpo?
- Aunque no se esté quejando de dolor, puede estar ahí. Si la persona comienza a gemir, gritar o chillar, sospeche que él/ella puede estar sintiendo dolor.
- Preocúpese por el estreñimiento. Asegúrese de que la persona reciba la cantidad adecuada de fibra en su dieta. El estreñimiento severo es una causa común de fiebre y una fiebre ligera en una persona mayor puede causar agitación, confusión y letargo.
- Haga que su médico revise y evalúe regularmente las recetas, medicamentos, vitaminas y medicina verde del paciente.
- Evite el uso del alcohol ya que puede empeorar la memoria permanentemente. Muchas personas con pérdida de memoria reaccionan con fuerza al alcohol.

El doctor es su recurso más valioso. Debe ser escogido cuidadosamente. El doctor o doctora que escoja debe cubrir las necesidades del paciente y la de usted también. Puede querer considerar:

- ¿Tiene el médico la formación y la experiencia para cubrir las necesidades del paciente?
- ¿El doctor puede trabajar en el hospital más cercano a tu hogar? Si el paciente se enferma, ¿cuáles son los procedimientos de emergencia?
- ¿El doctor le da a usted la oportunidad de hacer preguntas? ¿Lo

alienta a hacer preguntas? ¿Responde a sus preguntas de manera clara y comprensible?
- ¿El doctor los trata tanto a usted como al paciente con dignidad y respeto?
- ¿El doctor lo considera a usted parte del equipo de tratamiento?
- ¿El doctor le ofrece información escrita sobre algún diagnóstico o padecimiento en específico?
- ¿El doctor brinda una atención integral tanto a usted como al paciente?
- ¿El doctor o alguien en su consulta habla la lengua que usted y el paciente comprenden con mayor comodidad?
- ¿Quién cubre por el doctor cuando él/ella no está disponible?
- ¿Cuánto debes esperar para una consulta de rutina?
- ¿Cuánto deben esperar el paciente y usted en la consulta antes de ver al doctor? (Esto es importante si el paciente ha sido diagnosticado de demencia, y se siente ansioso en un medio diferente).
- ¿Lo llaman de la oficina del doctor y le recuerdan que tiene consulta?
- ¿Qué ocurre cuando mi paciente tiene una emergencia?
- ¿Puedes llamar por teléfono y recibir consejos sobre problemas y preocupaciones médicas comunes?
- ¿El doctor le brinda opciones en cuanto a medicamentos y tratamientos?
- ¿El doctor le explica el objetivo de las pruebas diagnósticas recomendadas? Él/ella debería decirle a usted por qué se solicita un examen, lo que él/ella sabrá con el resultado, cualquier riesgo asociado al examen, y por qué se justifica este.

La Información Es La Mejor Medicina

Nunca se sienta avergonzado de discutir CUALQUIER tema con el doctor.

Por último, recuerde que el doctor que usted escoja es un ser humano, con enormes responsabilidades. Sea amable, y valórense mutuamente.

En cuanto a cómo tratar a la persona que recibe sus cuidados, trátela bien y con respeto. Mi abuelito siempre decía: "Debes tener cuidado porque nunca sabes **quién** te llevará un vaso de agua en la mañana".

PLANIFICAR EL "ÚLTIMO ADIÓS"

Aquí en Norteamérica nuestra cultura nos dice que debemos pelear duro contra la edad, la enfermedad y la muerte. Y aferrarse a la vida, a nuestros seres amados, es ciertamente un instinto humano básico. Sin embargo, a medida que se acerca el fin de la vida, "dejarlos ir" puede no sentirse como lo más correcto.

Los norteamericanos son personas que se planifican. Planificamos todo: nuestros horarios, nuestras carreras y proyectos de trabajo, nuestras bodas y vacaciones, nuestra jubilación. Muchos de nosotros planificamos cómo queremos disponer de nuestros bienes al morir. La única área que la mayoría evitamos planificar es el fin de nuestra vida. Sin embargo, si no planificamos, si no pensamos al menos en eso y compartimos nuestras ideas con nuestros seres queridos, otros se encargan de todo en el momento preciso en que somos más vulnerables, necesitamos más comprensión y comodidad, y más anhelamos la dignidad.

La mayoría de las personas no mueren de manera traumática. En

La Información Es La Mejor Medicina

vez de eso, los últimos días de nuestras vidas los pasamos en un hospital, asilo, o en nuestros propios hogares. En sus instrucciones previas (vea más adelante), puede declarar sus preferencias sobre dónde desea estar en caso de una enfermedad terminal o durante el proceso de morir. Si desea estar en su hogar, existen muchas opciones de cuidados en el hogar, incluyendo *home health* (atención en el hogar) y *custodial care* (cuidador en el hogar).

Las instrucciones previas son instrucciones escritas que comunican sus deseos acerca de la atención y tratamiento que usted quiere recibir si llega el momento en que ya no puede hablar por sí mismo. Medicare y Medicaid *exigen* que los centros de atención de salud que reciben pagos de ellos le brinden a los pacientes la información escrita acerca del derecho a aceptar o negarse al tratamiento, y sobre preparación de las instrucciones previas. Hoy día todos los estados reconocen la validez de las instrucciones previas, pero las leyes que controlan las instrucciones varían de estado a estado.

Es probable que la forma más comúnmente utilizada de instrucción previa es la *durable power of attorney for health care* (*poder notarial perdurable para la atención de salud* o Poder de Atención Médica). Este es un documento en el cual usted le encarga a alguien la capacidad de tomar decisiones por usted en cuanto a su tratamiento médico, en caso de que ya usted no pueda hacerlo por sí mismo. Esto es ciertamente una movida inteligente, porque si usted no asigna ese poder o agente, aumenta por mucho la probabilidad de que le asignen un guardián legal (como el mismo hospital), especialmente si existen desacuerdos entre su familia y los doctores en cuanto a su tratamiento.

Es recomendable tener instrucciones previas para que el personal médico y sus seres queridos sepan cuál atención y servicio usted prefiere

Planificar El "Último Adiós"

o a cuál tratamiento se negaría, en caso que no pueda comunicarles sus deseos. Usted también puede designar a una persona, o más de una, para que tomen las decisiones por usted. En un sorprendente número de familias existen desacuerdos sobre lo que preferiría una persona extremadamente enferma. Las instrucciones previas declaran sus deseos con claridad. Una instrucción previa puede expresar **tanto** lo que usted quiere como lo que no quiere. Incluso si no quiere un tratamiento que lo cure, siempre debería estar cómodo y sin sentir dolor.

Es mejor que piense en las Instrucciones Previas de Atención de Salud como un trabajo en proceso. Las circunstancias pueden cambiar, así como sus valores y opiniones acerca de cómo le gustaría más que sus necesidades futuras de atención de salud fueran cumplidas. Las instrucciones pueden ser revocadas o reemplazadas en cualquier momento, siempre y cuando usted sea capaz de tomar decisiones por sí mismo. Es recomendable que revise sus documentos cada pocos años o después de cambios importantes en su vida, y revise sus instrucciones para que continúen reflejando con fidelidad su situación y sus deseos.

Re-examine con frecuencia a lo largo de los años cuáles son sus deseos en cuanto a la atención de salud, o cuando ocurran cualquiera de estas "Cinco D":

- **Década**–cuando comience cada nueva década en su vida.
- **Deceso**–cuando muera un ser querido.
- **Divorcio**–cuando se divorcie u ocurra otro cambio fundamental en la familia.
- **Diagnóstico**–cuando le diagnostiquen un padecimiento serio.
- **Deterioro**–cuando experimente una significativa pérdida o

La Información Es La Mejor Medicina

deterioro de un padecimiento médico existente, especialmente si disminuye su capacidad de vivir de manera independiente.

Otra forma o método disponible de instrucción es la orden de No Resucitar o DNR, la cual da la instrucción al personal médico, e incluye al personal de emergencias médicas, a no utilizar métodos de resucitación. Una orden de no resucitar (DNR) le dice a los profesionales médicos que no usen la RCP. Esto significa que los doctores, enfermeros y personal médico de emergencia no intentarán hacerte una RCP de urgencia si el paciente deja de respirar o no le late el corazón.

Las instrucciones de DNR pueden ser redactadas por los pacientes en un hospital o asilo, o por el paciente en su casa. La DNR en un hospital les dice a los médicos que no resuciten al paciente si ocurre un infarto. Si el paciente está en un asilo o en su hogar, la instrucción de DNR le dice al personal y los servicios de emergencia que no lleven a cabo la resucitación de emergencia, y que no transfieran al paciente a un hospital para recibir RCP.

Pida a su doctor un tiempo para analizar juntos sus ideas y preguntas acerca del tratamiento terminal y las decisiones médicas. Explíquele que usted desea apoyo para preparar sus instrucciones previas. Si usted ya está enfermo, pregunte al doctor acerca de lo que puede ocurrir cuando comience a sentirse peor. Hágale saber cuánta información usted desea recibir acerca de su enfermedad, pronóstico, opciones de atención de salud, y programas de hospicio.

Los avances en la Medicina permiten mantener viva a una persona que, anteriormente, habría muerto más pronto debido a la seriedad de su enfermedad, lesión o infección. Esto ha creado la base para un debate

Planificar El "Último Adiós"

ético y legal acerca de los derechos del paciente, los derechos de la familia y el papel adecuado de la profesión médica.

Cada norteamericano tiene el derecho constitucional, establecido según una decisión de la Corte Suprema, de solicitar que le retiren o no le apliquen un tratamiento médico. Ese derecho es válido incluso si usted se encuentra incapacitado. Los doctores siempre pueden negarse a cumplir con sus deseos si tienen alguna objeción basada en sus propias creencias religiosas, por ejemplo, o consideran que sus deseos no son apropiados en términos médicos. Sin embargo, pueden verse obligados a transferirlo a otro profesional de salud que cumplirá con tus deseos.

Preguntas que usted debe hacerle a su doctor si le diagnostican una enfermedad terminal:

- Hábleme claro: ¿Cuánto tiempo me queda en términos realistas?
- ¿Qué debo esperar en términos realistas en cuanto a síntomas y procesos?
- ¿Qué pasa si tomo la opción A o la opción B?
- ¿Qué cree usted que debo hacer y por qué?

Todas estas preguntas pueden parecer difíciles de discutir ahora, cuando el momento de tomar decisiones está en el futuro. Sin embargo, son más difíciles de discutir cuando alguien está muy enfermo, las emociones son fuertes y hay que tomar decisiones rápidamente.

Es cierto que las personas mayores usan las instrucciones previas con más frecuencia que los jóvenes, pero todo adulto debe tener una. De hecho, los adultos jóvenes se arriesgan más, porque si sufren de una enfermedad seria o tienen un accidente, la tecnología médica los puede mantener vivos pero inanimados durante décadas. Algunos de los casos

La Información Es La Mejor Medicina

más famosos de "derecho de vivir" se originaron de las experiencias de personas jóvenes (ej. Karen Ann Quinlan, Terri Schiavo) que quedaron incapacitadas por enfermedades trágicas o accidentes de automóvil y quedaron en soporte vital.

Leer toda la información disponible, y tomar la mejor decisión posible, le dará tranquilidad, y el sosiego de haber hecho lo correcto según su voluntad.

Glenn Ellis
Strategies for Well-Being, LLC
Post Office Box 5331
Yeadon, Pennsylvania 19050
USA
info@glennellis.com
www.glennellis.com

www.ingramcontent.com/pod-product-compliance
Lightning Source LLC
Chambersburg PA
CBHW071618220526
45469CB00002B/391